JN092699

The Science of Fate

Why Your Future Is More Predictable Than You Think

「運命」と「選択」の科学

ハナー・クリッチロウ 著
藤井良江 訳
八代嘉美 監訳

脳はどこまで自由意志を許しているのか？

日本実業出版社

THE SCIENCE OF FATE
by Hannah Critchlow

Japanese translation published by arrangement with
Hannah Critchlow c/o Peters, Fraser & Dunlop Ltd
through The English Agency (Japan) Ltd.

幼いマックスへ。これから繰り広げられる君の運命を目にするのは、驚嘆の思いだ。

「運命」と「選択」の科学　もくじ

第5章 認識する脳――現実は意識の中でどのように形成されるのか

第6章 信じる脳――信仰のかたちを神経科学から読み解く

装丁◎西垂水敦（ｋｒｒａｎ）
写真◎アフロ（本文）
◎gornostay/Shutterstock.com（カバー・扉）
ＤＴＰ◎ダーツ
翻訳協力◎トランネット

第1章

自由意志か、運命か？

2018年、長く暑い夏の初めの、むせかえるようなある日、わたしはかかりつけの医院の待合室に座っていた。外はまばゆいばかりの光にあふれていたが、室内には蛍光灯が点き、かすかなジーという音を立てていた。はつらつとした感じの女医が足早にやってきて、わたしの名を呼んだ。わたしは2歳になる息子の手を引いて、彼女のあとについて廊下の先の小部屋に入り、そこで採血を受けた。バイアル瓶に入れられた血液には、膨大な数の白血球が含まれている。その1つひとつにはわたしのDNA、つまり生命の設計図となる、人それぞれに特有の32億文字列の暗号が隠されているのだ。

息子とわたしが病院にいるのは、わたしの父がかねてから「ヘモクロマトーシス」と診断されているからだ。ヘモクロマトーシスは、体内で徐々に鉄の濃度が上がっていく遺伝性疾患で、やがてはその過剰な鉄分が内臓に悪影響を与え始める。治療せずに放置すると、心臓疾患や糖尿病、肝硬変を引き起こしかねない。ありがたいことに、父の場合、臓器障害はそれほど進行していなかったが、診断されないまま何十年も経過してしまったため、今は週1回の瀉血(しゃけつ)療法〔訳注：血液を排出させることで症状の改善を求める治療法〕が必須になっている。煩わしい療法だが、これさえ受ければ父は健康ということだ。父にとっても、父を愛するわたしたちにとっても、喜ばしい成り行きだった。

ヘモクロマトーシスはそもそも遺伝的な疾患なので、国民保健サービス（NHS：National Health Service）は、遺伝の影響が及びそうな患者の家族に検査を提案する。その家族とはわたしや姉、いとこであり、場合によってはそれぞれの子どもたちも含まれる。簡単な血液検査で、結果はすぐに出る。表面的に見れば、あっさり決断できるはずの話だった。わたしにしても息子にしても、ヘモクロマトーシスを引き起こす遺伝子変異を持っているかどうかはまだ知らなくてもかまわないが、いつかは知らねばならないだろう。もし、陽性であれば、鉄分の豊富な食品を控え、鉄の血中濃度をしっかりとチェックしてもらわねばならない。遺伝を調べるこの検査は急を要するものではなかったが、かといって、いつまでも先延ばしするわけにもいかなかった。

わたしは神経科学者であり、この仕事を始めてからずっと「生物学的決定論」〔訳注：遺伝子が身体的、行動的形質を決定するという信念〕という考え方に強い関心を寄せてきた。それなのに、検査を決めるまでには思ったよりずっと悩んだのだ。わたしは雑念を払うよう努め、「〝知識は力なり〟というじゃない。自分の身体を把握することこそが、何よりも力強い知識になると信じているんでしょ」と自分に言い聞かせた。でも、なかなか検査の予約をしなかった。自分でもわかっていたのだ。もし結果が陽性だったら、自分と息子のライフスタイルをどう変えるか、その策を練ろうとあらゆる科学文献を読みあさらずにはいられないだろう、と。それを余計な不安を生むか負担と感じるか、それとも変化をもたらす力と感じるか。

気づけば、わたしの判断は日々、二転三転していた。結局、その判断を容易にしてくれたのは医院からの通知で、それによれば、わたしの結果が陽性でないなら、NHSは息子の血液分析をする考えはないということだった。息子の父方の家系に、この疾患の既知の病歴がないからだ。わたしは自分に発症の恐れがあるのか、ひいては息子にもその可能性があるのかを確かめようと検査を受けに行った。だが、結果を問い合わせる電話をかけるまで、何週間もぐずぐずしていた。度胸を据えて何かを知る状況に踏み出すのは、いかに難しいことかと驚いた。それが私的な物事に関わる場合、特に自分の子どものことで決断を迫られる場合はなおさらだ。不安だったし、心も乱れた。

結局、結果は「ヘテロ接合体遺伝子変異」〔訳注：遺伝子座がＡａのように異なる対立遺伝子を持つ状態。Ａが機能を持つ対立遺伝子でａが機能欠損突然変異である場合には、突然変異（ａ）が機能を持つ対立遺伝子（Ａ）によって補われるので、機能欠損の表現型が現れないことが予想される〕。つまり、わたしは保因者だが、発症はまず考えられないという。これは想定外の結果だった。自分に関しては少しはほっとしたものの、息子については今後いっさい心配無用というわけにはいかず、もやもやした気分になった。

息子も将来この病気にかかるかもしれないが、わたしの結果から考えて、彼に症状が出ない限りNHSによる検査が提案されることはないだろう。わたしはこの経験によって、それまでは単純な現実問題と思っていたことに感情の機微が伴うと知った。また、この経験に導かれて、人はどの程度まで自由に自分の運命を決めることができるのか、という研究を進めるようになったのだ。親子もろとも御しがたい力に一瞬触れた気がして、以来、わたしはやや謙虚な気持ちでいる。

人は結果をコントロールできるのか

わたしたち人類は誕生以来、何に、あるいは誰に運命を握られているのかを解き明かそうとしてきた。人は自分で人生の行路を決定できるのか、それとも、人生はおおむね自分の自由にならないものと受け入れるべきなのか。そんな疑問は、なかなか解けない難問リストの上位に挙がっている。**わたしたちは自由意志を持ち、しっかりとした自覚のもとに主体的に動いているのか、それとも、あらかじめプログラムされた機械に近い存在で、自分では気づきもしない、意識の底にある装置によって動かされているのだろうか？**

さまざまな時代、さまざまな場所で、人はさまざまにこうした疑問に答えてきた。人は神から授かった魂によって活力を得るとか、自らの精神という神に似た力に触発されるとか、脳を駆け巡る神経系の化学的な働きが人を動かすといった主張がなされてきた。その答えの趣はどうあれ、自分の人生行路の舵取りができるか否かという疑問が生じるのは、まさに人間は十分に意識が発達した動物であるがために、その意識自体について考えることができるからだ。

本書ではこの疑問について、神経科学という分野の知見を当てはめながら考えていく。現代医学では、人が体内に取り込んだ物は、人それぞれの遺伝形質と互いに影響し合って結果をもたらすことが示されている。その結果が低血圧という人もいれば、高コレステロールという人もいるわけで、わたしの父の場合はヘモクロマトーシスだ。

脳についても、次第に同様の見方がされるようになってきている。脳は、遺伝によって築かれた回路を通じて入力信号を処理するが、その複雑な処理の結果は思考や決断、選択という形で現れる。あらゆる人間に共通する生来の特徴と、1人ひとりに特有の遺伝情報が交差するところで、運命に関する21世紀ならではの説らしきものが誕生するかもしれない。わたしはその可能性を検討したいと思ったのだ。

古代文明についていえば、運命や宿命とは間違いなく「全能の力」だ。古代ギリシア人は、神々でさえその力から逃れられないと信じていた（であれば、われわれ普通の人間に逃れられる余地はない）。一神教支配の時代、神は1人ひとりの行く末を最終的に判断する存在だった。現代、少なくとも西洋の脱工業化社会では、特に宗教に関係ない大多数の人たちは、自分を「わが人生」という物語の書き手だと思っている。それでも、誰かのことを「大物になる宿命だった」とか「恋に落ちる運命だった」とか言うかもしれない。しかし、わたしたち現代人にとって、運命とは単なる言葉のあやでしかない。確かに、たまたま生まれ落ちた国や社会階級、人種といった制約はあるにしても、その状況の中で自分は自由に行動できると信じて、人は生きている。朝食のメニューから友人や思想にいたるまで、自分で選択でき、その選択は理性的な意思決定のプロセスに基づいている。そうした選択は徐々に行動パターンや習慣へと進化し、やがては生活を維持する経験となるのだ。

わたしたちは記憶や言語、話術を用いて人生を合理化し、自分が把握でき、操れると思える人生をつくり上げる。しごくもっともなことだ。わたしたちはこの身体をまとって生きており、同時に複雑な精神の内側に住んでいる。だから、自我というのは、わたしたちにとって何よりも大切なものなのだ。

だが、たとえ穏やかな海をのんびり航海する船長のような意識で日々を送っていても、おそらく心の底では「事はそんなに単純ではない」と皆、わかっているだろう。精神とはもっと放埒で、意識的な決断など、全体から見ればほんのわずかだ。人間社会は常に無意識の力を恐れ、その力に脅威だとか、はては魔力だとかいう烙印を押してきた。心の病を経験したり目の当たりにしたりしたことのある人なら誰でも、心が遊離したような、恐ろしい感覚はわかるだろう。

だが、無意識を厳に監督すべき危険な領域と考えると、それが日常で果たす重要な役割を誤解することになる。後述するが、意思決定と日常の判断の多くは無意識のうちになされている。そうでなければ、わたしたちはほとんど機能不全に陥るだろう。いちいち時間をかけて意識的に決定を指示したり、状況を見極めたりしていては、人は業務過多にあえぐはずだ。

自分は何でも好きなことをしたり選んだりでき、思いどおりに結果を出せる完全に合理的な人間だ、と思っている人はほとんどいないだろう。多少なりとも人がすんなり認めるのは、潜在意識の大きな力だけでなく、外部要因も、ある程度は人生を決定するということだ。運命なんて流行遅れかもしれないが、多くの人は、幸運であれ悪運であれ、運は人生に関わっていると認めるだろう。わたしたちはしかるべき場所で、しかるべきタイミングで、未来の伴侶や住む土地、あこがれの仕事に出会っていたのだ。

人は、セレンディピティ〔訳注：偶然にものをうまく見つけ出す能力〕のおかげで、苦渋の決断をあと押ししてくれる友人と出会ったり、ひどい運命のいたずらのせいで、あとから考えれば人生を変えたはずのチャンスを逃したりしている。他人や、自分の環境――家庭環境、教育、幼少期の経験――が人格形成や何らかの結果に関与することは、たいていの人が進んで認めるところだ。たとえば、愛情ある家庭で育ったかネグレクト（育児放棄）されて育ったかはその人の人格に影響し、人生の結末の強力な予言になることが多いとよくいわれる。

その意味では、こういえるだろう。人間の精神の形成や、特定の状況での行動を科学的に研究する心理学は、前世紀に大きく影響を及ぼしてきたため、わたしたちはその基本的な考え方を取り入れて自分を知るようにしてきた。心理学を勉強したり、その療法を受けたりした経験はなくても、人は心理学的な理解ができる。それで「彼女は問題を抱えている」とか「彼は感情的なお荷物をたくさん引きずっている」とかいういい方をするのだ。

わたしたちはトラウマ、抑圧、回避型葛藤、感情知能という考えを理解している。「努力して自分を磨けば」自分でも気に入らない態度を変えることができる、という考えに人は大きく賭けようとしがちでもある。たとえ、悲惨な子ども時代や悲劇的な人生経験に苦しみ、いやもしかしたら、そんな苦しみを経験したからこそ、過去から逃れて新たな自分をつくることができると信じたくなる。人格の力や純粋な意思の力によってまさにそれを成しえた人たちは、広く知られている。

現在の神経科学が提供するのは、そうしたレジリエンス（回復力、弾性）がどう働くかや、求めるべき環境や人を選んでいかに「運を開く」かをもっと理解する機会だ。人は過去の経験と世の中の認識との相互作用という無限ループから知識を得て、大人として選択するのだ。中心となるのはすべて脳、つまり生まれつき頭の中にある物質なのだが、その脳がなければ知覚も記憶も知性も存在しない。脳は実体験に反応して発達し、生涯を通じて変化するが、新生児の脳はすでに神経経路という形で基盤を築いており、その神経経路はその子がその後の人生で世の中と関わり合う道筋をつくっていく。1人ひとりは自ら築いてきた物語の他に、重要なものを持っている。それは、驚異的な精巧さと能力を備えた器官だ。今こそ、その秘密を科学に委ねる時だ。

科学技術の大きな進歩によって、かつては手の届かない領域だったこの研究はここ20年で、急速に発達してきた。その研究——神経科学分野——は、人は結果をコントロールできるのか、それとも決まった道を進むと生まれたときから運命づけられているのかを、脳の最も深い領域に（時には文字どおり）光を当てることで明らかにしようとしている。

古代ギリシア人の認識とは違うものの、今でも運命という古い考え方にある程度の力があることは判明している。それは外からの力だが、21世紀によみがえったこの運命は身体的自己の中、つまり脳の配線や遺伝形質の中に埋め込まれている。運命としての生物学の単純な（だが衝撃的な）例に、「ハンチントン病」の遺伝子変異の保有がある。この単一の遺伝子変化を有すると、やがて調整力、論理的思考、思考の柔軟性、意思決定に問題を起こし、場合によっては重度の精神病になる。より複合的な兆候は、個人的に決まった行動をしがちという、非常に微妙な形として現れる。

はたして、**わたしたちが生まれ持った脳は、性格や信条、特別な人生経験を決定づけるのだろうか？**　これが、わたしが調査を試みる「運命」の意味だ。本書の中心となるのは「主体性」

という問題だ。**わたしたちはどの程度まで、自分の行為や自分の身に起きることをコントロールできるのだろうか？　自分自身を形成するもののうち、どれくらいが生まれつきの遺伝として脳の機能に書き込まれ、血管を流れているのだろうか？**

わたしのいう「運命」と「自由意志」の意味するところ

脳と精神、生物学と心理学、生まれと育ち、運命と自由意志といった概念を支える二元論は人為的なもので、ある程度までしか役立たない。人生はそれを創造する脳がなければ成り立たないし、脳はその個人ならではの物語を創造するよう動かされているように見える。心理学者はたいていの場合、月並みな「生まれか育ちか？」という二者択一の疑問を呈することはあきらめ、答えは常に「両方」であるという事実を好んで受け入れる。

著名な生物学者ロバート・サポルスキーは著書『Behave（行動）』（未邦訳）において簡潔にこう述べている。「〝生物学的な〟行動の側面といわゆる〝心理学的な〟または〝文化的な〟側面とを区別するのは、実のところ無意味だ。両者はしっかり結びついているのだから」。哲学や心理学で認知科学の全領域に携わる人たち、人工知能や精神医学、神経科学を扱う人たちはますますこう強調する。こと脳やそのめまぐるしい活動、アウトプットの話になると、理解を高めるには多面的な手法しかない。

わたしは生物学者なので——専門は神経精神医学だが——わたしの手法は当然、主に生物学の定めに従うことになる。わたしの目標は、**運命を生物学の言葉で把握できるかどうかを研究することだ。**とはいえ、わたしが興味を持つ結果を表すには、運命とは底意のある言葉だ。悲劇的結末という含みを感じさせるからだ。**人は世の中の現実に対してどのように個々の感覚を組み立てるのか、その感覚がどのように意思決定に影響するのか、そして、その意思決定がどう行動をつくり上げ、自我や日常の要素となるのかを見ていく。**それでも「生物学的決定論」という文脈で脳を研究する以上、健康、特に精神衛生における結果についても論じていこうと思う。だから、たとえば「統合失調症」という衰弱した状態から、あらゆる人の日常に影響する行動まで、さまざまな観点から運命を眺めていく。

一部の不運な人にとって生物学とはまさに運命そのものだが、たいていの場合、生物学は因果関係にそこまで単純に作用するものではない。生物学的メカニズムは脳のほとんどの障害に貢献する。そのメカニズムが、わかりやすく障害を発生させるわけではない。たとえば、いくつかの研究で挙げられているのは、統合失調症にかかるリスクのおよそ80％は生まれ持った遺伝子に起因するが、最近の計算によればおよそ１８０の遺伝子がこれに関与するものの、それぞれの遺伝子同士の、また個人の環境との相互作用についてはまだ十分解明されていないという。

食の選択、交友スタイル、社交性などの性格面や信念に貢献する生物学的メカニズムには広く複雑な差異があり、それぞれの要素や環境要因と微妙に作用し合う。だからといって、そのような個人の選択や行動は、その人の意識的なコントロールの及ばぬ生まれつきの生物学的要因によって運命づけられない、というわけではない。つまり**運命とは「絶対的で悲劇的なもの」という考えにとらわれず、「常に到着の可能性が非常に大きい目的地」だと考えるべきかもしれない**ということだ。

本書では、人間の脳の生理機能をつくってきた特有の遺伝形質や選択圧といった先天的要因の相対的影響を考察し、それを、環境にさらされることによって形成された学習行動の影響と比較検討していく。「生得的な」知識と「学習した」知識という言葉を使うのは、まるで顕微鏡下にある行動を観察・記述するみたいだが、あらゆる角度から研究すれば全容は必ず見えるだろう。宝石を、角度を変えながら明かりにかざして見るようなものだ。

より幅広い議論に向けて知見を深めるには、人間の行動という非常に複雑なものを多角的な生物学的手法で探らなければならない。だから、どのように意識的に自分の人生をつくり上げるか（また、それが可能かどうか）について、単に生物学の論文を書くにしても、やはり生物学のさまざまな部門の発見を受け入れる必要がある。化学、ホルモン学、出生前の環境、遺伝形質、幼少期の経験、エピジェネティクス〔訳注：DNAの配列変化によらない遺伝子発現を制御・伝達するシステムおよびその学術分野〕、進化圧を考慮に入れなければいけない。言い換えれば、あらゆる生物学は複合的であり、脳生物学はその領域の中でも特に複合的なのだ。

人生における神経生物学の影響を知りたい一般の人に役立つように、わたしは議論を単純化し、現実の人生の例を取り上げようとしてきた。わたしの目標は、はてしなく枝分かれする、魅力的な研究や新たな情報の迷路を通り抜け、数年前に浮かんできたある着想に向かう道を選ぶことだった。神経科学は、どのように脳が行動や人生の結果を生むのかという研究において圧倒的な進歩を遂げてきたが、この進歩の論理的結論、つまり神経生物学はわたしたちが思うより、あるいは認めたがる以上に人生を決定づけるということは、まだ広く論じられていない。

まずは、「何を食べるか」とか「誰とセックスするか」といった比較的基本的な行動の観察によって、脳生物学の基礎から始めよう。愛情や友情、社会構造は神経生物学によってどう動かされているかという議論を経て、脳が生涯を通じてどのように発達し、学ぶのかを考え、徐々により高度な機能、たとえば知覚の現れや、世の中における信念や道徳的な意見の構築について見ていこう。

最終章ではこれらの発見を総括して、個人にも社会にも起こる実際的、倫理的な課題を検討する。たとえば、生物学的宿命を神経科学で理解することが、精神や神経系の疾患に苦しんでいる人々の運命を阻止するのにどう役立つか？　もし、統合失調症、自閉症、依存症、うつ病、不安神経症、躁病、ＡＤＨＤなどを発症する人を予見できるのなら、個人の行く末を「改善する」ために介入するのは正しいことなのか？　今後数十年でわたしたちの現実を形成する最先端のニューロテクノロジーとは、どれなのか？　将来、わたしたちは全員、遺伝的な脳の弱点に対して特別あつらえの神経保護療法を受けることができるのか（また、受けるべきなのか）？　さらに、自分の特性のうち変えられるものはどれで、人生に負の影響を与えかねない削るべき要素はどれか？　それはどうしたらわかるのか？

わたしはぜひ、本書を生物学者らやその見識の枠を越えた意見交換の場としたかったので（その見識がいかに説得力があってもだ）、脳が自我をつくり、人生を決定することについて、さまざまな側面から研究に取り組む、世界中の人たちと話をしてきた。彼ら全員に、その独自の研究についてだけでなく運命や自由意志についての意見も聞いた。本書には、わたしの神経科学者仲間の意見だけでなく、キリスト教神学者、社会および進化心理学者、仏教精神医学者らの見解を有効に取り入れていこうと思っていた。彼らは皆、我慢強くわたしを受け入れ、寛大でいてくれたので、わたしはその議論を存分に参考にしてきた。彼らもまた一様に、急激な技術の向上と、神経科学分野に続々と現れる発見に促されて認知科学分野が広がりつつあることに、興奮していた。そうした発見についての解釈は多様で、活用についての意見も非常にさまざまだったが、それでも、その興奮に変わりはなかった。

脳科学の発展とともに浮上した相反する2つの見解

わたしたちは「脳科学の時代」に生きているといっても過言ではない。つい10年前までは、人間の脳は理解しがたい複雑な謎の組織だと考えられていた。何兆という接続によって結びついた何十億もの細胞が、複雑に接続し合うネットワークをつくっているのだ。だが、現在では技術の進歩によって、人の思考回路の構造を解明する、斬新な方法がもたらされつつある。（一定の状況で）思考を描き出し、それをコントロールできるのだ。はっきり意識があり、動いたり、学習したりする哺乳類の脳の働きを観察できる——高分解能によってリアルタイムで。脳の構造や働きを観察でき、高齢でも新たな神経細胞が誕生するところや、新たな思考回路を支えるために新しい神経経路がつくられるところを見ることができる。また、頭蓋骨の中を覗き込み、習慣が形になるところや、技術が習得されるところを観察することもできる。

この可塑性——生涯を通じて生理学的レベルで変化する脳の能力——は、やや誇大広告気味に使われるようになった。高齢に向かう脳の可塑性の能力は、生きている間は行動や結果を変える能力に変換されるとつい考えたくもなる。自分の行動や思考をいかようにも形づくれると信じたくなる。そう思いたくはなるが、それはちょっと違う。

わたしから見れば、脳の可塑性という魅力的だが単純な見解を、人は皆、ひとまとめに受け入れようとしている。つまり、筋肉を鍛えるのと同じように、意識的に脳を磨く手はずを整えて、何でも思いどおりにできると信じそうになっているのだ。どんな目標や願いも達成されると主張する、「グロースマインドセット」が社会に浸透する。人は無限の力と可能性という考え方に納得する。それは、生物学的であれ社会経済的であれ、制約されるという考え方を拒み、自由意志を肥大化させる捉え方だ。「夢を持てば叶う」というのは神経生物学の視点からは、説得力のあるスローガンとはいい切れない。

逆の視点も浮上している。神経科学の見地からだけでなく、『ファスト&スロー』(早川書房)の著者で、ノーベル賞受賞者のダニエル・カーネマンのような心理学者からも挙げられる視点だ。それは、脳の可塑性という明らかな能力を強調するのではなく、脳の生まれ持った性質や、判断力における認知バイアス、自信過剰の傾向に注目する手法だ。この見方は、わたしたちが大切にしている人格的自律という考え方により強く挑んでくる。すなわち、わたしたちの決断の多くは意識によってなされるのではなく、「潜在意識のレベルで自動的に処理された結果」だというのだ。その処理は、遺伝形質によって形成された、生来の生理機能によって決まる。つまり、人が想像するほど、人は「何ごとにも意識的なコントロールができるわけではない」ということだ。

行動についての対立するこの2つの見解を、どう調和させることができるだろうか？　そもそも、そして重要なことに、この2つは相容れないわけではない。行動のどの側面を、人生のどの成り行きを見るかによって、それぞれの状況、それぞれの程度に応じて妥当であり「真実」である。人間のどんな行動の「原因」も多元的であり、単一ではなく多くの要因から成っているのだ。

「昼食に何を食べようか」という単純な話は、膨大な要因によって決まる。脳は体重の2％の重さしかないが、日々の摂取カロリーの20％を消費する。この腹ぺこモンスターが食の選択を指示してもまったく不思議はない。高カロリーで糖分や塩分の多い食品に対する生まれつきの好みだけでなく（こうした食べ物への欲求についてはのちの章で述べる）、意識的な選択や満足遅延耐性〔訳注：将来のより大きな成果のために、自己の衝動や感情をコントロールし、目先の欲求を辛抱する能力〕がどれくらいかという個人の能力差もある。もちろん、生涯を通じて築かれた、たくさんの食習慣や好みがあるのはいうまでもない。それは他ならぬ生い立ちなのだ。

カフェにいるそのとき、脳は潜在意識レベルであなたに影響しそうな入力信号を処理する。どれくらい疲れているかとか、ウイルス感染しそうかどうかによって、その日のホルモンレベルが影響する。サンドウィッチ1つ選ぶのにも、その意思決定はほとんど無意識であると同時に、複雑でもあるのだ。

もっと大きな問題、たとえば「誰と結婚するか」とか、「神の存在についてどう思うか」とかになると、認知処理は飛躍的に複雑になる。その処理はより長い時間尺度で行われ、さらに多くの脳の領域が動員されるからだ。

それゆえ、これは大きなテーマであり、単純な答えはない。しかし、ある科学知識体系が新たに浮上している。それは、「人間の行動は強制されたものであり、ある程度、生来の神経生物学的要因で決まる」という、やぼったくて不快になりそうな見方を活気づける考えだ。**どんな行動も決断も結果も、遺伝子によって運命づけられていたり、脳に組み込まれていたりするとはいえないが、生まれる前に組み立てられた脳のあり方や、生涯にわたって脳の作用を特徴づける遺伝形質のせいで、ある人がある決定をしやすい傾向にある**ということはいえる。

どんなにつまらないことでも、あなたが何か1つ決めるごとに、脳の回路、意識下の生物学的動因、経験という3者の間で複雑なダンスが繰り広げられる。そして結局、人生で自分ならではの独特のものと考えている多くのこと——夢、恐れ、信念、愛情——は、日常の行動をつくり上げる何百万もの決断ということになる。その行動が、今度は個性や人生の選択をつくるのだ。

そのすべては非常に多くの問題を提起する。**わたしたちの性格特性や行動は変化するものもあれば、不変のものもあるのだろうか？** もしそうだとしたら、どれがどっちなのか、どうすれば正確にわかるのか？　それについて、わたしたちは個人として何ができるのか？　そして、それはわたしたち全員にとって、どこまで真実なのだろうか？

神経学の誇大広告は要注意

わたしは「脳科学の時代」に生きていて幸運だと思うし、人間が常に自分自身について問うてきた疑問に答えるのに、神経科学はしっかり貢献できると信じている。そうでなければ、「運命の科学」についての本など書かなかっただろう。だが、神経科学それ自体が人生や万物への答えではない。批評家の中には、神経科学は脳（あるいは、もっと悪いことに脳スキャン）を過度に重視して、心理学や社会的・文化的生活への全体的アプローチを犠牲にする、還元主義者〔訳注：生命現象はすべて物理学的・化学的に説明できるという主義〕の学問だと見る人もいる。いやむしろ、目下、神経科学者らによる最もおもしろい取り組みでは、脳は生活環境からの信号だけでなく内臓や免疫系の指示を受ける、全体的なネットワークの一部だと見られているのだ。

わたしは神経科学の見解についての論議をより広い文脈に当てはめようと努め、人間行動の複雑さを平板化させすぎないようにしてきた。サリー・サテルとスコット・O・リリエンフェルドは2015年の著書に『その〈脳科学〉にご用心』（紀伊國屋書店）というタイトルをつけ、神経学に懐疑的な空気を明確に示した。生得の神経生物学的要因が根底にあることを論証しようというわたしの決意に火をつけたのも、まさに、可塑性のような概念が過度に熱狂的に、時には誤解に基づいて用いられていたからだ。神経学に対する懐疑論は間違っていない。人気の神経科学は、たいていは生物学をまるで複雑ではないかのように扱うからだ。その結果が、疑似科学と生物学的本質主義だ。

脳スキャンそれ自体が人の心の複雑さを「証明」できる、というのは明らかに短絡的すぎるが、だからといって、神経科学はただの誇大広告だとはいえない。2011年から2012年にかけて、王立学会は神経科学の進展と、社会やその秩序への影響についての調査結果を発表した。慎重な熟慮の上の報告だったが、結局、その報告書が支持した見解とは、「各個人は神経系レベル、認知レベル、社会レベルで働く複雑なシステムとみなされ、その処理と各レベルとの間で多数の相互作用が起こっている」ことが認められれば、神経科学はこのシステムの主要な構成要素として重要視されてもいい、というものだった。

わたしが脳科学にはまったわけ

わたしが脳科学に尽きぬ興味を持ち、夢中になっている理由は、精神疾患に苦しむ人たちのもとで働いた経験による。わたしは「レジリエンス」という問題に興味を引かれていた。人生における深刻な負の出来事から立ち直る人がいる一方で、回復に苦しむ人がいるのはなぜなのか。１９９０年代の終わり頃、わたしはイギリスでも一流の精神科病院で看護助手として、精神保健法のもとに留め置かれている12歳から18歳の子どもたちのもとで働いていた。彼らは組分けされ、自分と他者の保護のために安全な施設に配置された。多くは地元の保健機関の度重なる支援の試みもむなしく、イギリス中から送られてきた患者だった。

ほとんどの子どもたちが幼少期に虐待やネグレクトを経験していた。彼らは同調圧力にきわめて弱く、外の世界で健全で幸福な生活を送ることに困難を感じていた。その破壊的な行動は自傷や薬物乱用、さらに他者への傷害に及び、診断は統合失調症からパーソナリティ障害、重度の自閉症、双極性障害にいたるまで多岐にわたっていた。多くが犯罪歴を持ち、その内容も軽度の窃盗や反社会的行動から、獣姦のようなより厄介な問題にまでいたった。わたしはその病院で断続的に3年間働いたあと、大学で生物学を学び始め、やがて休日や週末もなく勉強するようになった。

その病院にはいい思い出がたくさんある。患者らと中庭でバスケットボールをしたり、リビングルームでの音楽セッションで激しくボンゴを叩いたり、廊下でけんけん遊びをしたり、寝室で声をひそめてハリー・ポッターの本を読んだりしたことを覚えている。だが何よりも記憶に残っているのは、子どもたちの閉塞感やいらだちを感じ取ったことだ。重たい二重ロックの扉、風通しの悪い病棟、込み合う食堂に残る食べ物のにおい、薬剤が誘発する無気力――ソファに沈み込んでテレビを観たい、日中に居眠りしたいという絶え間ない欲求――との闘い。わたしは治療チームとともに彼らを助けようと、何年も努力した。だが、実際のところ、たいていの場合はその症状にほとんど改善は見られなかった。あの一連の経験から、彼らのような人たちのためにもっと効果的な支援方法を見つける役に立ちたいという、強い望みがわたしに生まれたのだ。

そして、その経験はわたしに疑問も残した。わたしたちを、そう、**わたしたちをつくっているのは、何なのか**。その病院で働くスタッフの多くはそれまでの人生で似たような教育を受け、課題に直面してきたが、彼らは13時間のシフト勤務を終えれば家に帰ることができる。しかし、患者は病院に隔離されたままなのだ。なぜなのか？　人生行路にこうした分かれ道を生む、根底にある相違とは何なのか？　自己防衛能力の増強に役立つ何かがあるのだろうか？　その能力があれば、人生に何が起ころうと花を咲かせることができるのだろうか？

わたしは生物学の学士号を取ったあと、ケンブリッジ大学で神経精神医学の博士課程に進んだ。そして、人の思考や行動をつくるしくみを解明しようとしている、伸び盛りの研究者集団に入った。**行動はどの程度まで生得的なものなのか、決断はどの程度まで潜在意識レベルでなされるのか。**本書では、それについてわたしが学んだことを、脳の成長と変化の能力について神経科学が明かす内容も交えて、まとめたいと思った。それは、わたしたちの行動をつくり上げ、人生を方向づける一因について、もう少し理解に近づく魅惑の旅路となった。

「生物学的宿命」という考えを受け入れる

「わたしたちは皆、神経生物学に大きく影響され、一定の決断や行動に向かわされ、一定の状況の影響を受けやすい」と言う科学に説得力はある。ある面では人は皆、それぞれに複雑で価値ある存在だとしても、単純にヒトであり、その主たる目標は（のちの章で述べるように）集合意識に寄与する情報交換のための交流であり、さらに運がよければ、遺伝物質を伝えることだ。この基本的な目標達成のために意識下の働きがあり、おおむね、わたしたちはそれをコントロールできない。

より個性的と捉えられている行動の特徴、つまり、本来のものというよりは仕込まれた、より意識的にコントロールされたものに違いないと本能的に感じるものでさえ、それを形成するのは、生まれつき備わり、幼少期に固められた生得的な要因なのだ。人格、自分自身や世の中についての信念、難局への対処法、愛情や危機管理、育児、余生に対する姿勢。人が話に出したがる非常に抽象的な意見や性格特性はどれも、世の中から受け取る情報をいかに脳が処理するかによって完全に決まる。

現在、神経科学が照らす明かりのもとで、人生の主導権を握る自由な行動主体という考え方について調べ始めると、まるで自由意志のための空き領域はどんどん縮小していくように感じられる。そして、経験することはすでに決められているという以前の局面に引き戻され、はてしないループにはまり込むような気がする。

ここ20年にわたる神経科学のブームが意味するのは、わたしたちは科学的発見の新時代に生きているということだ。まだ黎明期だが、やがてその影響は、あのダーウィンの進化論や量子物理学の法則の発展と同じくらい、重大なものとなりそうだ。次の10年で、不安や抑うつを抱えて暮らしている人それぞれに合った支援だけでなく、わたしがかつて出会った精神病患者のような人たちの治療法は、ますます飛躍的に進歩するだろう。

必ず決まった結果が出るという生物学的宿命という概念――たとえば、パーキンソン病の発症を決定づける遺伝子変異――は、まもなく現れるであろう新たな治療法によって覆されるだろう。その治療法では、科学者は遺伝子の「スイッチ」1つの切り替えでその変異を消すことができるだろう。あるいは、外科医は電気の力を用いて、誤った脳の回路を正常にすることができるだろう。

わたしが生きている間に、意義深い発見や活用、派生的影響があるだろう。信念の形成や偏見に関わる神経生物学についてもっと多くの発見があれば、新たな考え方、そう、あらゆる対立を減らすような考え方を、人はもっと受け入れられるかもしれない。

それは簡単なことではないだろう。わたしたちの祖先は、ニュートンやダーウィン、アインシュタインの考えにひっくり返ったのだ。彼らは宇宙における人類の位置を改めて見直す必要に迫られた。おそらく、それと似た「思考の崩壊という旅に出よ」と、神経科学は今、わたしたちに訴えているのかもしれない。確かにわたしたちは社会として、その洞察の意味するところや倫理を考えなくてはならないだろう。比較的単純なレベルでまとめて判断すべきは、「治療は遺伝性疾患のために開発されるべきかどうか」ということや、「それを決して裕福な人たちの贅沢品にならないように注意する」ことについてだろう。

だが、さらなる難問がある。もし、きちんと区分されつつある脳の中で、自由意志が本当に縮小領域にあるというなら、わたしたちは気持ちの整理のために、真剣に精神鍛錬をしなくてはならないだろう。想像以上に人は人生をコントロールできないと示唆する流れには、危険が伴う。個人レベルでは単に不愉快なだけでなく、動揺も招きかねない。自分の行為は情勢に何の影響も与えないと思えば、人は無力感を覚え、社会的に無責任な行動をしがちになる。己の運命を握っているのは自分だという信念を全員が手放せば、社会への影響は壊滅的なものになるかもしれない。

個人の正当性や互いの関連性を損なうことなく、証明済みの生物学的影響を前面に置く。行動を理解するためのそんな枠組みを、神経科学は提供できるだろうか？　個人として、わたしたちは自分が思うほど主導権は握れないにしろ、わがままな個人主義に走らされることはないんだという、説得力のある主張を神経科学は展開することができるだろうか？　わたしはできると思うし、そうなると信じている。新たに生まれた「慈悲の神経科学」は、人間の生まれながらの利己心という概念が誇張されすぎたという考えを実証している。わたしたちは社会的交流とか利他的な行動とかに価値を置く傾向があるが、それについても議論の余地はある。

これらの課題はすべて、まだ初期段階にある科学にかかっている。そのうちに、自由意志とは幻想であっても必要なものだということを、わたしたちは受け入れられるだろう。最初に着目したように、わたしたちは自分の精神をまるで宇宙であるかのように思い、そこに住み着いていると考えれば、自分自身でつくり上げた現実というバージョンからは、たとえその現実が錯覚だとしても逃れられない。自由意志を否定する生物学的決定論の熱烈な信奉者のロバート・サポルスキーは、理屈の上では、確固たる態度でこう述べている。「自由意志などないかのように人生を生きるなんて想像できない。自分のことを生物学のまとめのようにみなすなど、絶対に無理だろう」。

心の奥で自分の力を信じる気持ちを今すぐ捨てるべきではないが、神経科学の知識をどう活用すべきかを議論するには、自分の限界をしっかりと理解することは必要だ。これから発見される脳の機能によって、保健医療の優先事項や生命倫理、教育および公衆衛生の姿も変わっていくだろう。個人としては、**神経生物学がどのように行動を駆り立てるのかをもっと知ることによって、自分がコントロールできる決断を、より上手に下すことができるようになる。**第3章で述べていくが、自分の脳の回路がどう食欲（さらに性欲や自己顕示欲、その他のほぼすべての欲求）に反応し、それをどうコントロールするかがわかれば、正しい食事を選ぶのはもっと簡単になるだろう。

脳の時代とはわたしが想像する中でも、最もわくわくしながら生きられる時代だ。今こそ、人間の処理システムの働きぶりの正確さと精巧さを称えることができる。この新たな展望において、人間であることの証を尊重する意識を削る必要はない。だが、その展望が与えてくれるのは、人間行動のすべてがいかに込み入った、しかし結局は単純なしくみによって引き起こされるのかと驚嘆する機会だ。

驚きはさらに広がり、それぞれの脳の偉業ばかりでなく、地球上の70億ほどの脳の集合意識のみごとな功績にまで及ぶ。おのおのの脳には860億の神経細胞と100兆もの結合が存在し、それが各個人の頭脳の回路基板をつくっているのだ。相互接続による処理能力を持つこの驚くべきネットワークによって、広範囲にわたる進化的変化を促す幅広い種の集団的な経験が生じ、人間というストーリーに無限とも思える多様性が生まれる。わたしたちは皆、人類の発展という創造的プロセスの一部分という運命を担っているのだ。

知識は力なり。あの日、医院に検査結果を聞くためにびくびくしながら電話をかけたとき、わたしはとにかくそう自分自身に言い聞かせるしかなかった。自分の脳や身体、環境がどのように互いに連携するのかを知れば知るほど、現在進行中の神経科学の革命に誰もが貢献できるようになる。今こそ一から始める時だ。

では、わたしたちが生まれ持った脳が、生涯を通じてどう発達するのかから見ていこう。

第2章

成長する脳

生涯を通じて脳はどのように変化するのか

生まれたその日の赤ん坊の脳はすでに驚くほど完成されており、何かを知り、何かを行う可能性を秘めている。新生児は完全に保護者に頼り切っているかもしれないが、同時に保護者と触れ合い、初歩的なコミュニケーションを取る能力も備えている。すでに身の周りを探って学ぶ準備はできており、やがて、自分で要求を満たせるようになる。赤ん坊は好奇心やむき出しの感情、純粋な意思、強い社会本能のかたまりで、周りの世界の探求という人生の旅に出ようと身構えているのだ。

わたしはわが子のおかげで、奇跡のようなその過程や、脳の成長の驚くべき成果を目にすることができた。幼児の脳の領域が徐々に結合していくにつれていろいろな行動が現れることについては、教科書で知るのと、自分の息子のそういった意識の形成を目の当たりにするのとではまるで違う。実をいうと、息子がかんしゃくを起こしているとき、前頭前野や言語回路が早く成長中の脳の他の領域とつながってくれたらいいのに、とふと思ったりした。その状態になるまでは、感情の加減や、欲求の丁寧な伝え方を学び始めることすらできないのだから。でも、ほとんどいつも、わたしは驚いていた。ここにもまた、人間の脳という、信じられないほど精巧な器官に恵まれた者がいるのだ。

最近、息子の定期健康診断で保健師から念を押されたように、成長の度合いは人によって違う。赤ん坊から幼児へ、10代から大人、さらにその先へと向かうときも、人それぞれに特徴があり、全盛期がある。おのおのに、非常に多様な活動ができる余地がある。人間の脳が複雑だからだ。個々に備わる多様で複雑な感情や思考、態度は、うっとりするほど精巧で変幻自在な脳の姿に基づく。だから、「典型的で、平均的な」人生をつくる「典型的な」あるいは「平均的な」脳が存在するようなことをいうのは問題だ。

だが、わたしたちの個性や人格、独特の人生の決断がどうなされるのかを理解するには、パターンを見つけ、一般化するところから始めなければならない。それには、脳の構造や機能が生涯にわたって通常、どう変化するかという膨大な研究に頼ることになるが、その変化はすべて個々の環境が起こすと覚えておくことが大切だ。身の周りの家族や社会の環境だけでなく、それぞれに特有の遺伝情報も、個々に対して非常に微妙な脳の変化をもたらす。標準的な発生段階から、何十億という独特の脳が現れ、人それぞれの人生の基礎ができるのだ。

この章では、**脳がどのように働き、どう学ぶのか、さらに、そういったプロセスがどのように、人が「自己」と考えるものを生むのか**について見ていく。赤ん坊がいつも気まぐれを満たしてもらえると思う理由や、幼児が猛烈なかんしゃくを起こす理由を考え、反抗的で衝動的な青年期について考察する。さらに、「知恵や分別」の神経基盤と、逆に「かたくなな心」の神経基盤についても探り、知識の蓄えが高齢化した脳の姿をつくる理由を明かしていく。

なぜ高齢になると脳は弱くなりがちなのか、脳の能力をできるだけ長く維持するためには何ができるのかを考えていく。**よくある状況、つまり普通の人生での行動発達において、生まれつきの要因と環境要因との間にはどのような相互作用があるのか。**特定の行動（何を食べるか、誰とセックスするか、どのように信念を形成するか）の選択は、運命づけられているのかどうかを考察していこう。

まずは新生児の脳から始めよう。何といっても、出生は普通、人生の始まりだ。もっとも、受胎の夜から始まり、その場面が数ページにも及ぶ、ロレンス・スターンの『トリストラム・シャンディ』（岩波書店）という物語の奇抜な主人公は別だが。もちろん、生物学的な意味では、まったく正しい。人間の一生は誕生よりずっと前から始まっている。赤ん坊の脳は9カ月の妊娠期間に発育し、進化圧から遺伝的性質まであらゆる要素（母親が何を食べるか、父方の祖父が何を食べていたか、など）によって形成される。では、赤ん坊が生まれ持った脳に目を向け、続いてそこに何が起こるかを見ていこう。

生まれてから数年は人生の行く末に影響する大事な時期だということは、おそらく誰もが知っているだろう。認知発達にとって非常にダイナミックな時期なのだ。心理学や言語学の専門家らは数十年かけて価値ある研究成果を出したが、それによれば、幼少時の環境や経験の影響は良かれ悪しかれ、生涯続くという。情報処理を担当する脳の構成要素――ニューロン、つまり神経細胞――は主に赤ん坊がまだ胎内にいるときに組み立てられ、そのすべてを広く結合させる複雑な処理は3歳くらいまでの間に行われる。

月満ちて生まれた赤ん坊の脳には大人とほぼ同数のニューロンが含まれているが、赤ん坊の脳の体積は大人の脳のわずか25％にすぎない。3歳の誕生日を迎える頃までには平均で、脳は大人の80％まで発達する。神経細胞は増加し、それぞれが枝を広げ、互いに広範囲にわたって複雑につながり始める。顕微鏡下だと、まるで木の幹から複数の枝が伸びているように見える。この結合構造は「樹枝状分岐」と呼ばれ、それと隣のニューロンとの隙間は「シナプス」と呼ばれる。特殊な樹枝状分岐である軸索終末は、神経伝達物質を合成する。神経伝達物質は、細胞から細胞へシナプス越しに情報伝達を行う電気信号を運ぶ。

シナプスは、3歳までの間に人生のどの時期よりも速いペースで形成され、頭脳の回路である「コネクトーム」の基礎をつくるのだ。この回路が、外界からの情報をどう処理し、どんな行動反応をするかを決める。だから、初期の脳の形成過程は、その赤ん坊が世の中をどう捉えるようになり、大人として世の中とどう関わり合うようになるかを、文字どおり左右するのだ。この「脳の時代」に親の不安が爆発しそうになるのも無理はない。

誕生時に運命は決まる？

幼年期の成長ほど、生来の特性と環境との鋭敏な相互作用をまとめて見せてくれるものはない。赤ん坊は非常に複雑な脳の配線をあらかじめ備えて生まれてくるが、発達するコネクトームを形成する上では環境の影響もまた、幼少期にはとても重要だ。赤ん坊は白紙状態の純粋な潜在能力の主だと思われるのも無理はないが、事はそれほど単純ではない。

環境が人生の形成期における脳の成長にどう影響するかを調べるために、わたしはケンブリッジ大学のBaby LINC（Learning through Interpersonal Neural Communication〈乳児における神経系による対人コミュニケーションの習得〉）研究所の所長であるヴィクトリア・レオン博士に会った。感受性の高い人生の初期に、赤ん坊の生来の脳機能と環境入力の影響との間で起きる相互作用についいて、わたしはぜひ、もっと多くのことを知りたかった。

ヴィッキー〔訳注：ヴィクトリアの愛称〕はほぼ10年にわたって幼児の発達を研究してきた。彼女は豊富な知恵を備えており、大事な幼少期にわが子をどう支えればいいのか心配し続ける親たち（もちろん、どの親もそうだが）に、安心を与えている。彼女にはたくさん質問したいことがあったが、まずは、生まれたばかりの赤ん坊が備えている能力をよりはっきりと把握したかった。

新生児は好奇心旺盛で、すでに社交の能力があることはわかっている。社会的なつながりをつくり、世の中を探求しようという意欲は、生殖や交友、社会集団の捉え方という基礎から信念体系の育成まで、大人のあらゆる行動と関連性がある。その意欲は、誕生前から備わっているのだ。

「生まれてすぐの赤ん坊がよくする行動を見ていると、どれも保護者と寄り添っていようとする動きなんです」とヴィッキーはわたしに話した。「吸引反射や握り反射は、絆の形成を促します。それに、赤ん坊は社会環境から学びたいという思いを持って生まれます。たとえば、相手の目をまっすぐに見つめたり、顔を見たり、誰かのまねをして舌を出したりすることで、他者と関わり、他者を理解しようとしているのです。いかにも大人との交流を続けそうな行動をします。そうやって、社会変化の道筋をつかもうとしているかのように」。

このような行動が子ども自身のためになるのは明らかだ。そういったソーシャルスキルは間違いなく保護者を魅了し、赤ん坊の要求をすべて満たそうとする意欲につながる。新生児が社交的な反応を見せるのは納得できる。そうすることで、自分の愛らしさの株を上げ、最初の重要な成長期を生き抜くのに必要な助けを確実に得ようとするのだ。その一方で、彼らの神経系の配線はつながっていく。

このように**脳構造の「配線をつなぐ」ことこそが、赤ん坊や幼児の飛躍的な発達のもと**なのだ。新たな結合が超特急でなされると、脳のさまざまな領域に、さまざまなスキルを習得するための特有の敏感期が訪れる。同時に、「**刈り込み**」と呼ばれることが起こる。それまでの経験がどの回路を保存し、どれを捨てるかを命令するのだ。大人の目から見れば、突然、別の道具一式が出てきて一夜にして新たな作用が現れるようなものかもしれない。

いうまでもないが、ある行動ができるようになるというのは、神経経路をつないだりプチッと切ったりといった単純なものではない。しかし、「うまくはまった」とか「ちゃんとつながった」などという言い回しは、子どもが初めて何かをまともにできたのを目にしたときに驚きとともに使われるものだ。わたしはヴィッキーに、彼女の専門である言語習得の主要な点と、脳の解剖学的変化が行動を支え、可能にするプロセスを重点的に語ってほしいと頼んだ。

ヴィッキーは言語習得と聴覚系とのつながりを研究している。両者は密接に関わっているのだ。言語と聴覚の発達が示すのは、赤ん坊が生得のスキルを持って生まれ、やがて独自の環境に合うように微調整されるということだ。聴覚に障害のない赤ん坊はすべて、音の高さや強さを判定する、成熟した蝸牛を備えて生まれてくる。また、赤ん坊は「全言語世界の住人」として生まれ、地球上のあらゆる言語に用いられる音素（「p」や「s」といった言語の音）を聞き取り、聞き分けることができるのだ。だが、ネイティブ言語環境にさらされるため、そこで発生しない音素を聞く能力を失う。効率という理由から、脳は直接自分に関連する言語音に合わせるのだ。雑音をふるい落とし、重要な言語に焦点を当てるというこの能力がなければ、まず言葉を理解し、次に発声することはできないだろう。

ヴィッキーはこう説明した。「生後10カ月のアメリカ人の幼児を検査すると、たとえばヒンディー語でだけ使われる音素の識別を、幼児は本当にやめます。これがいわゆる〝知覚的調整〟というものです。これを行うには、脳の変化が必要です。脳の中で耳に近いところにある聴覚皮質は、成熟に時間がかかります。この部分の神経回路は、環境的体験を基礎としてつながり、精緻化されます。このプロセスには、生まれてからざっと1年はかかるのです」。

わたしたちは通常、重要と判断した情報だけを受け取り、残りはふるい落とすよう、脳に準備させるという「知覚の調整」をしている。それは徐々に世の中の感じ方を形成するだけでなく、世の中との関わり方も指南する。言語の獲得は明らかに環境による力にかかっているが、ごく単純な行動でさえ、神経生物学と生活経験との非常に複合的な相互作用から生まれている。だから、子どもは、強い太陽光を直接見ると不快になることに気づいたりする。そういうことを繰り返し、子どもはその不快感を太陽光と関連づけ、それに反応すべく、問題解決のための前頭前野、記憶保持のための海馬、運動を生む運動皮質といった脳全体にわたる回路を組み合わせるのだ。

この一連の脳の活動によって、子どもは光を避けるようになる。あるいは、脳は身体の神経に沿って電気刺激を送り、腕の筋肉を伸ばしてブランケットを目にかぶせるよう、命令するだろう。その子がもう少し年上なら、その光源から離れるか、帽子がどこにあったか思い出してそれをかぶるか、大人を呼んでカーテンを閉めて、と言うだろう。その子がどの解決策を取るにしろ、過去の経験と観察によって、きわめて複雑だがみごとなプロセスで脳と身体の各部分とはつながりやすくなっていくのだ。


赤ん坊の脳は常に働き、そのハードワークの結果は、身体能力から新たなソーシャルスキルの向上にいたるまで次々と現れる。達成の順番を示す、典型的な成長モデルはあるが、まっとうな育児書ならどれでも、子どもによって非常に大きな差がある、と書いてあるだろう。一般的な法則として、特定の行動に関わる脳の領域が増えれば増えるほど、その行動は複雑になり、その現れ方に差異が見られがちになる。

感情のコントロールは、その習得の難しさから考えると明らかに複雑な行動だ。かんしゃくという感情は幼児期には避けては通れない。いらいらや嫉妬、怒りといった強い感情をコントロールできるようになるには、子どもは、感情の発生に関わる脳の領域や、その感情表現のための言語や理屈に関わる領域からの情報をまとめ、他者の感情に気づいて、そのすべての情報に前向きに反応しなくてはならないからだ。

こういったことは、数カ月の差はあれ、だいたい3歳の誕生日ぐらいに始まり、うまく処理できるまでにはいくらか時間を要する。それまでは異質の領域同士は完全にはつながっていないため、怒りが爆発するのだ。いったん神経回路が築かれ、脳の領域が互いに連絡を取り合っても、その子が確実に感情をコントロールできるようになるまでには、経験を通じてその回路を強化するのに、さらに時間がかかる。

このことは習得過程とその生物学的メカニズムについての重要な何か、わたしたちの人生全体に当てはまる何かを、表している。**新しいスキルを磨いたり、理解したことを再現したりするとき、神経結合は強化され、学んだことは記憶に固定されるようになる。その記憶に繰り返しアクセスすると、自動的に脳の電気信号が通るルートになる。こうして、学習行動は「習慣」になる。使われない神経連絡は、やがて「刈り込み」によって失われる。**

神経細胞同士の結合の多くは、電気的活動に反応して形を変える「樹状突起スパイン」というきわめて小さい構造において生じる。学習する際、樹状突起スパインは隣接する活性神経細胞と接触しようと伸びていく。樹状突起スパインは膨張し、やがて2つのスパインに分かれ、回路接続は2倍になる。これが、それぞれの神経細胞が1万にもいたる他の神経細胞とつながり、コネクトームと総称されるおよそ100兆もの結合を生じさせるプロセスだ。しくみはこうだが、他者の行動を観察したり反応パターンを見たりという、環境から信号を捉えるプロセスは緩やかだ。それが脳に個々のコネクトームをつくらせ、人それぞれ独特の人生を導くのだ。

赤ん坊の脳を発達させるシンプルな方法

さて、子どもたちに最高の人生のスタートを切ってもらうために、神経細胞の結合プロセスを最も積極的な形で強化するには、保護者に何かできることはないのか。それを解明しようとする、神経科学的な研究は世の中にあり余るほど存在する。それは、十分に科学的で好感の持てるものからまったく役に立たないものまで、さまざまな子育てアドバイスに変わってしまう。

初めて母親になったとき、わたしは神経科学の博士号を持っているにもかかわらず、このテーマについてのあらゆる文献を読もうとする気持ちを抑えられなかった。結局、良質の内容か、それとも新米両親の不安につけ込もうとする、うさんくさい主張かを見極めるのはやめて、ただ直感に頼ることにした。だが、今にして思えば、別のやり方をするべきだったのだろうか？

わたしはちょっと不安を感じながら、ヴィッキーに尋ねた。「あなたの研究によれば、赤ちゃんの脳の配線ができるだけ最高の形でつながるよう、親にできる何か具体的な行動があるというわけですか？」。ヴィッキーは「わたしの専門領域を重視すれば、赤ちゃんに話しかける量と質が大事」と言った。

やり方はきわめてシンプルだ。**できるだけたくさん赤ん坊に話しかけること。**それが子どもに学ぶ材料を与えるのだ。これがまず量の問題。

質の問題については、赤ん坊の枕元でシェイクスピアを音読する必要はない。まったく逆だ。文化や言語背景は違えども、保護者は共通して「母親語」と呼ばれるもので赤ん坊と話す。それは親がよくやる、やや高めの声で歌うようなやさしい語りかけで、赤ん坊は特にそれに耳を傾ける。この現象は50年以上も前に実験で確認されている。主たる保護者は性別に関係なく、無意識にこのスタイルで話すが、一般的に母親のほうが父親よりもそうなる傾向がある（このことは、女性はごく最近まで主たる保護者だったことを反映しているのかもしれない）。**専門的には「対乳児発話」と呼ばれるこういった語りは言語習得だけでなく、注意を向けたり感情を制御したりする能力を引き上げる役割も果たすようだ。**要するに、言語は幼児にとって自分を落ち着かせ、自分を表現する手段になるのだ。

ヴィッキーはさらに、**赤ん坊と保護者が直接視線を合わせること**（**アイコンタクト**）の驚くべき好影響を調べた革新的な研究を語った。**アイコンタクトは両者の脳波同調を強め、赤ん坊を**

刺激して意思疎通を促す。赤ん坊に話しかけるときは目をまっすぐ見つめれば、学習速度を上げることができるのだ。ボランティアの親と赤ん坊に「脳波（EEG）キャップ」を着けてもらい、ヴィッキーはこのことを発見した。脳波キャップには脳の電気的活動を捉える何百もの電極が埋め込まれており、神経細胞から放出される脳波が読める。神経細胞は互いに連絡し合って人の思考や感情を生み、その活動の指揮を執っているのだ。ヴィッキーのチームは、親と子がさまざまな形で交流する間、脳の電気的活動を測定した。

ニューロンは膜電位（電気的活動）の変動に伴って作動し、特定の時点で発火する。人は目にするものを、ビデオカメラのように常に流れる映像として体験しているが、実は目が撮っているのはスナップ写真なのだ。そして、脳はそれらのサンプルを処理して、人に世の中を滞りなく認知させる。話しかける際にとにかく赤ん坊の目を見ると、親子の脳波が同調し、人は余計な情報を捨て、まさに同じように世界を見る。ヴィッキーの研究によって、赤ん坊の言語習得の強化は注目に値することがわかった。

こうした脳波同調は以後の人生でも役立つ。大人が新たな言語をマスターするには、その言語を母国語とする話者とのアイコンタクトは非常に大事だろう。それは、外国語の音声に対して感受性を再び開くメカニズムのように思える。おもしろいことに、テレビを介してその言語に触れても十分ではないのだ。明暗を分けるのは、**同調した脳波の生きたフィードバックループ**だ。こうした発見は、特にますます広がるデジタル世界での学習に重要な意味を持つが、その影響力は言語習得に限ったものではない。大人が一緒に歌ったり、グループで問題を討議したりするとき、その結束はアイコンタクトによって驚くほど高まるのだ。

ヴィッキーへの取材を終えたその晩、わたしはがんばって息子と触れ合おうと、テレビを消して公園に行った。わたしはやや不自然なくらい、アイコンタクトに集中していたのかもしれない。息子から「ぼくのこと、そんなにじっと見ないで」とやさしく言われてしまった。

ヴィッキーの研究は他の多くの研究と並んで、幼少期の経験が世の中を見聞きし、認識する姿勢を形成し、行動に大きく影響することを証明している。人生後半で脳の回路を変える余地はあるが、それには努力が求められる。似たような遺伝的相補を持ち、自身の幼少期の経験をもとに世の中を渡ろうとする保護者（生物学上の両親と想定される）によって、主に幼少期の環境が決定づけられるのなら、行動は世代をまたいで続くことになる。**個人的な性格と考えられているものは、何年も前に、自分ではコントロールできない要因によって二重に決定されているのだ。**

神経科学によって結果が覆された心理学テスト

人格についての神経科学はとても新しい分野だが、猛烈なスピードでみごとに確固たる結果を出している。2018年のある研究は興味深いもので、人格形成に関する有名な行動心理学テストの誤りを暴いたことで注目された。その「マシュマロテスト」は民間に浸透しており、確かに多くの育児書でも言及されていた。それは1960年代にスタンフォード大学で行われた研究で、子どもの成長過程を幼少期から予測できるかどうかについて、特に「満足遅延耐性」〔訳注：将来のより大きな成果のために、感情をコントロールして、目先の欲求を我慢できること〕に関心が寄せられた。

4歳半前後の600人の子どもたちは、マシュマロというご褒美について選択肢を与えられる。マシュマロが1個なら今すぐその場でもらえるが、15分待てば2個もらえるという。12年後の追跡調査で、満足をすぐに得ないで遅らせることができた子どもは、誘惑に負けていた子どもと比べると、知力や成績において高度な特性を示していたことがわかった。幼少期の衝動や食欲に駆られる行動を認知制御する能力は、人生形成の予測になるかのように見えた。

ニューヨーク大学とカリフォルニア大学から成る神経科学者チームは、この結果を再現できるかという取り組みを始めた。ところが逆に発見されたのは、両親または保護者の社会経済的背景や教育の違いを考慮に入れれば、4歳時点で衝動的な子と意思を貫いた子の間に達成能力の差はあっても、15歳の時点でそれはおおむねなくなっている、という結果だった。**4歳の時点での行動にかかわらず、15歳時点では、裕福で専門職に従事する家庭の子どもたちは概して、快適とはいえない環境で育った同級生よりも成績がよかったのだ。**

どうやら、かつてのスタンフォードの研究者らはこういった側面を実験計画に含めなかったらしい。この新たな結果は直感的に納得できる。不足を感じる環境で育てば、長期的な利益よりも短期で得られる利益を選ぶようになるだろう。最初のマシュマロがいつ消えてもおかしくないと思うような子どもにとって、2つめのマシュマロに意味はないだろう。もし、金が底をついたからと両親に約束を破られたり、きょうだいにおやつを横取りされたりしていれば、すぐに満足を得ることこそが完璧に合理的な戦略なのだ。

わたしにはこの話は教訓のように思える。どんな分野であれ、科学とは暫定的であり、立案者と認知バイアスに拘束されるのだ。

それでも、人格の出現について次に神経科学的調査を考察するときは、このマシュマロテストの教訓を心に留めておくべきだろう。さまざまな研究から出た膨大なデータを見直せば、確実な結果が期待できそうだ。ウィスコンシン大学のアブシャロム・カスピ、イリノイ大学のブレント・ロバーツ、コルゲート大学のレベッカ・シャイナーの3者が2005年に発表した論文がある。**それによれば、性格特性は生涯にわたってあまり変わらないため、概して幼児やもっと小さい赤ん坊の性格は、その後、大人になってからの性格をにおわせる。**

性格特性は一般に「**ビッグファイブ**」として知られる用語で評価される。それは、「**外向性**／**正の情動性**」、「**神経症的傾向**／**負の情動性**」、「**誠実性**／**自己規律**」、「**協調性**」、「**開放性**」の5つだ。赤ん坊のその場の反応や彼らの基本的な気質を評価するのは困難だ。研究著者らはその複雑さを認め、こう結論づけている。「人生全般にわたる気質や人格構造を精密に示すには課題はつきものだが、子ども時代と成人後の個人的な差異の分類を行うにあたって、研究者らは大きく前進した……行動遺伝学の研究は、遺伝的要因が実質的に性格特性に影響するという、信頼できる確固たる証拠を徐々に明らかにしている。だからといって、出生前から赤ん坊をふるいにかけ、その将来の人格や気質の予測を手助けすることなど、できるだろうか？」

特性や行動といった複合条件に絡む遺伝子を特定するのは、きわめて難易度が高い。後述するが、さまざまな、だが小さな効果量の複数の遺伝子が関与するからだ。「ほら、これが外向性の遺伝子だよ」というような簡単なものではないのだ。だが、この報告が示すように、現在、把握されている性格特性が生涯を通じてあまり変わらないのなら、それは潜在価値のある自己認識の情報を提供することになる。特に、わたしたちは自分の性格を、のちの人生における職業や交友グループ、趣味、休日の過ごし方などの決断の土台と考えるかもしれないからだ。

自分の性格という固定した感覚に執着するのは常に危険だ。実際はある特定の環境の産物か、思い違いかもしれない自己認識に自分を縛るリスクがあるからだ。次のセクションで考えていくが、たとえば、10代に見られる衝動的で無謀な振る舞いは、彼らの個人の性格というよりは、脳が成長する時期に特有のものだ。だが、幼少期に現れ始める性格は安定的に保たれ、人生行路を形づくる重要な手段として機能することは、徐々に明らかになっている。

「不機嫌なティーンエイジャー」をつくるのは、生まれか育ちか?

では、時間を先に進めて、幼児期から青年期の考察へと移ろう。ハリー・エンフィールド〔訳注:イギリスのコメディアンで俳優、作家、監督〕の悪名高い深夜番組で、13歳になったばかりのケヴィンはまともな話し方をせず、両親のやることすべてを恥ずかしいと感じる「不機嫌なティーンエイジャー」の見本として登場する。まさしくありがちなステレオタイプだが、ケヴィンの態度のうちどのくらいが青年期の脳の生態に起因し、どのくらいが社会的圧力のせいなのだろうか？　「不機嫌なティーンエイジャー」というのは文化がつくり出したもので、青年をいつまでも子どもだと甘やかす個人主義的な現代社会の産物なのか？

答えはノーだろう。青年期とは、目新しいものや興奮を求める行動、極端な冒険心、自己陶酔に駆られ、仲間からの圧力に敏感になる時期だ。これらの特性はどの時代や文化にも見られる。ソクラテスは当時の若者をこう非難した。「近頃の子どもは贅沢が大好きだ。行儀が悪く、権威を軽蔑し、修練の場で年長者に無礼な態度を取る」。ルソーは典型的な10代の自己陶酔をこう表現した。「16歳で若者は苦しみについて知るが、それは自分が苦しむからだ。それなのに、他人も苦しむということはほとんどわからないのだ」。このように「ティーンエイジャー」という言葉は１９５０年代に生まれたばかりでも、青年期の行動の特殊性は何千年にもわたって観察されている。

ケヴィン以前にも、たくさんの例はあった。それどころか、その性質は他の種でも見られる。「ティーンエイジャー」のマウスとラットは、大人よりも多量のアルコールを一度に飲むし、こうした年齢による違いは仲間と一緒にいるときに際立つ。そう、おわかりだろう。10代の齧歯（げっし）動物も仲間とうろつき、ともに酔うのだ。アルコールは10代の人間と同じように、10代の齧歯動物の快感回路にも強力に作用し、齧歯動物も人間同様に仲間の圧力に敏感になる。

後述するが、神経生物学上での青年期の現象は間違いなく、典型的な10代の行動を確かめる手がかりであり、乳児期のそれと同じくらい興味深く、またダイナミックだ。**発育過程にホルモンの影響が重なって脳と身体の両方に作用し、その結果、衝動的になり、仲間の圧力に敏感になり、自意識過剰になる。**

青年期を通して著しく変化する脳の領域が、前頭前野だ。前頭前野はちょうど額の裏にあり、意思決定や将来設計、不適切な行動の抑制、不必要なリスクの回避、他者の理解などの、いわゆる「社会的認知」と「自己認識」といった高度な認知機能に関与している。そのため、前頭前野はとても重要な領域であり、先に挙げた内容からして青年期の行動におけるその役割は重大と思われる。

青年期の入り口では脳はすでに、ネットワーク内に確立された主要な神経経路を備えているが、さらに結合を増やすだけでなく、あまり使われない結合をどんどん刈り込み始める。この刈り込みは生涯にわたって行われ、ヴィッキーが言語習得に絡めて語った知覚的調整の基盤になる。だが、青年期には刈り込みの頻度はどうも高くなるらしい。10代の前頭前野は、こうしたシナプス刈り込みがたくさん起こる場所で、習得したものから不要なものを除き、同時にこれまでの経験を活かそうとする。

このきわめて活動的な時期に、**前頭前野と他の深部領域（報酬回路など）との間で情報処理に食い違いが生じるとされている。結果として、青年期の若者はつい、目先の満足や報酬にとて**

も敏感になるが、衝動抑制や意思決定の能力はまだ十分に育っていない。概して、彼らは慎重を期すよりも、すぐに興奮を得ることを考えながら行動しがちなのだ。

さらに、青年期の脳の発達には別の重要な面がある。10代の間に脳の灰白質は減る。前頭前野の灰白質は実に17％も減少するのだ。灰白質は中枢神経系の重要な一部だ。中枢神経系には、シナプスを形成する樹状突起の集まりに加えて、神経細胞体とそれに付随する支持細胞がある。これらが脳の大部分を形成し、脊髄を走っている。17％の減少というとひどいように聞こえるが、大事なのはそれに代わるものが発生することだ。単に不必要なシナプスの刈り込みというだけでは、その損失は説明できない。灰白質の一部は白質の拡大で埋められる。白質は、軸索という神経細胞の長く灰色の円柱構造を取り巻く脂質の総称だ。このコーティングは絶縁に役立ち、おかげで電気信号はニューロンからニューロンへとすばやく完全な状態で伝えられる。

10代の脳の成長に同時に起こるさまざまなプロセスは、子どものコネクトームを精緻化し、数多くの分岐から成るシステムから、数は少なめだがハイスピードの本線を基礎とするシステムへとグレードアップする。基本的に、この重要な時期の終わりまでに（「青年期」は20代半ばにまで及ぶと専門家は徐々に認めている）、外界の情報はてきぱきと処理される。こうして経験という恵みによって、すばやい決断がされるようになるのだ。

ユニバーシティ・カレッジ・ロンドンで認知神経科学の教授を務めるサラ＝ジェイン・ブレ

イクモアは、この脳の変化と10代の行動との関連を調べる、世界でも卓越した専門家の1人だ。わたしが初めて彼女に会ったのは10年前だ。それから今までの年月、彼女は神経科学の新たな分野の開拓に貢献してきた。**青年期はどのように子どもとも大人とも違うプロセスで、独特の脳の発達段階となるのか**を研究してきたのだ。また、彼女自身もティーンエイジャーの母親なので、どこから見ても経験豊富というわけだ。

サラ＝ジェインは、「青年期を悪者扱いしてはならない」と主張する。青年期の脳は大人の脳が機能不全を起こしたものでも、大人の脳の欠陥品でもないという。まったく別物なのだ。10代は、神経経路が柔軟で、激情と創造性が高まる、人生でも独特の人格形成期を生きている。とはいえ、家族を避けたり、無謀なことをしたり、仲間の圧力に過敏になったり、その他、よく見受けられる行動をしても、それは本気ではなく潜在的な問題がないというわけではない。

だが、サラ＝ジェインの研究は、そうした問題が起きるのにも立派な理由があることを示す一助になっている。つまり、彼らは「独立した自我」を形成し、家庭外での行動の仕方を学ぶ必要があるということだ。自分がティーンエージャーだったり、身近にティーンエイジャーがいたりすれば、時にはつらいこともあるかもしれないが、それはまさに必要不可欠な学びの時期なのだ。

「社会的排除」に過敏になる青年期の脳

神経科学にはこんな研究もある。10代の子を持つ親に最も多い、2つの悩み――ばかげたリスクを冒そうとする傾向と、仲間の影響にとらわれる傾向――の共通部分を、仲間の前だとなぜやみくもに突っ走るのかを調べることによって探るのだ。サラ＝ジェインは、科学研究者らしく控えめに表現した。「仲間に認められたいという気持ちが、青年期の若者の意思決定にきわめて大きく影響する」。

サラ＝ジェインは、青年期の脳が社会的排除に過敏であることを証明する実験を行った。仲間に冷たくあしらわれた直後の不安の高まりと気分の落ち込みを、大人のそれと比較したのだ。ティーンエイジャーが仲間のグループから拒絶されるのを心配しても、何も悪いことはない。年齢に関係なく、友情は誰にとっても大事な幸福の要素だからだ。好ましいグループができれば、その友情が将来の逆境から身を守ってくれることもあるだろう。だから、社会的な脳の発達が必要とするのは、まず仲間への関心なのだ。

また、ティーンエイジャーは客観的なリスク評価が苦手だが（大人ならほぼ誰でも判断が揺らぐような、信頼できる統計上の証拠を見せられても、彼らは驚くほど自分の判断を変えようとしない）、サラ＝ジェインは、リスクを負うことは必ずしも悪いことではないと指摘する。それが、新たな経験や学び、成長につながることもあるからだ。それは楽しいだろう。

青年期は自意識や仲間の圧力への感受性が最も高まる時期だが、そういったことはすべて、人それぞれのアイデンティティを築く一端であり、それが10代という時代の主要課題なのだ。これを調べるためにサラ＝ジェインのチームは、ティーンエイジャーと大人に、将来を想像し、話し合ってもらうという実験を行った。

両者とも、いわゆる「社会脳」の回路はその課題の最中に活発に発火したが、10代の脳は内側前頭前野が特に活発になり、一方、大人の脳はより記憶に関連した別の領域が活発になったのだ。これについてサラ＝ジェインは、自分自身のことを考えるときに青年期の若者と大人では別々の認知方略を用いるからだ、と考えている。青年期の場合は、将来の自分について考えるのに集中しなくてはならず、そのために仲間と自分を比較するように見える。一方、大人は自分のことは無意識に考えるようになっており、それほど意識的な思考に頼らない。大人のほうが記憶や経験をたくさん蓄えているので、その入れ物の中にちょっと手を突っ込んで、将来の計画を立てたり、社会情勢への対応を決めたりするのだ。

もちろん、こうした経験は、大人にとって行動マニュアルとなる記憶をつくるために活かされなくてはならない。血のつながった家族以外の人との触れ合いは、ティーンエイジャーの脳に新しい展望と着想をもたらす。まさにそれを促す原始的な感情や刺激を求める脳の領域を備えて、ティーンエイジャーの脳は進化してきた。要するに、**衝動的で目新しいものを求めるティーンエイジャーは、前頭前野の形成に役立つ経験の範囲を広げるために独特の方法を試みているのだ。**その方法は将来に向けた意思決定や思考過程を築く一方で、個々の「報酬系」の好みに最もうまくなじむ仲間をつくろうとする。この表現が嫌でも、そうなのだから仕方ない。普通、ティーンエイジャーへの警告は遅めにするべきなのも、無理はない。

サラ＝ジェインは教育や社会福祉の政策立案者とともに動き、自分の研究や、この新たな分野の研究者らの仕事を教育現場や医療環境に応用しようとしている。青年期は、幼少期と同様に認知発達の大きな変動期なので個人の行く末にますます影響するが、そこには付加価値もある。18カ月の子どもとは違って、青年期の若者は言語や社会に積極的に関与できるということだ。「幼少期の教育はその後の教育よりもずっと値打ちがあり、費用対効果が高いという一般的な前提は、疑う必要がある」とサラ＝ジェインは言う。「もちろん、幼少期の教育は非常に大事だが、もし、ある子どもが〝そこからこぼれ落ちてしまっても〟青年期で特別な支援を与えるのに遅すぎることはない」。

わたしはサラ＝ジェインが受賞した著書『Inventing Ourselves: the Secret Life of the Teenage Brain（自分をつくる：ティーンエイジャーの脳の神秘）』（未邦訳）にすっかり夢中になり、ある確信を得た。10代の脳と身体で起きる生物学的な激しい変動を彼らが切り抜けられるよう、親としてできる最も有効な手立ては、親自身ができるだけ悪い習慣を改めてよい手本として行動し、子どもの運命の展開を落ち着いて見守ることだ。

さらに、安全な経験や活動に触れさせるのもいいかもしれない。そうすれば、同じく積極的で活動的な仲間に囲まれた中で、子どもはやりたいことを試したり、見つけたりできる。だが、10代の親なら、子どもが「本当の自分」を求めて家庭の影響から逃げようとするのを受け入れなければならないように思える。だから、正気とユーモア感覚を保って波乱含みの時代をくぐり抜けられるよう、わたしはサラ＝ジェインの賢者の言葉に見守ってほしいと切に願っているのだ。

その先は楽勝か——高齢脳で起こっていること

20代の終わりから30代の初めになる頃には、前頭前野はしっかりコネクトームをまとめ上げている。「シナプス形成（幼少期に急速に起きるシナプスの生成）」と「シナプス刈り込み」という対の原動力は、落ち着きつつある。次の10年間で人は、脳と身体という意味での肉体的なピークを迎える。人生の中でも最も多忙で最も実り豊かで、急速に社会生活、性生活、知的生活に入っていく時期だ。この時期を過ぎると、もはや引き返せぬ下り坂が始まる、あるいは、そう思い込まされる。

だが、人生を神経生物学的に見ると、老化を埋め合わせるものがある。反応時間のような低レベルの認知機能も、流動性知能〔訳注：新しい場面への適応に必要な能力〕といった高レベルの認知機能も、35歳の誕生日を過ぎると鈍くなっていくが、ある別の認知機能は生涯を通じて向上し続けるのだ。その**「結晶性知能」には語彙の幅や世の中に関する知識といったものが含まれ、それは歳を取るほど良好になる。**人の脳は、知恵の創造と、大人（特に高齢者）が頼る経験や記憶の蓄積に結びついている。

しかし、どうして知恵に関わる神経科学がそれとは逆の、頑固で強情で心が狭そうという、一部の老人の行動とマッチするのだろう。新しい発想を嫌ったり、それを取り入れられなかったりする神経基盤も存在するに違いない。わたしたちが思い浮かべるような老人の脳の姿を決定づけるのは、いったい何なのだろう。わたしは賢人となる運命なのか、それともヴィクター・メルドリュー〔訳注：BBCのシットコムに登場する不機嫌な人物〕のような気難し屋になるのだろうか？

わたしは別のケンブリッジ大学の教員を訪ねようと、川沿いに上流に向かって自転車を漕ぎ、英国医学研究協議会認知脳科学部門のロヒール・キーヴィット博士の研究室に向かった。ロヒールはまさに典型的なオランダ人男性で、とてもにこやかで若々しく健康そうだ。彼は加齢脳を専門としているので、わたしは**高齢者の脳の「賢明さ」と「頭の硬さ」に関わる神経基盤**について尋ねたかったのだ。

ロヒールのことも、彼の妻で受賞歴のある神経科学者のアン＝ローラのことも、しばらく前から知っていた。2人にはわたしの子と年齢の近い子どもがいる。互いによく会っているが、ついでに仕事の話をすることはあっても、ロヒールに彼の研究関連について詳しく尋ねるのは初めてだった。ロヒールはすぐさま「どうやら君は自分の脳が衰える運命のことを考えて、ちょっと不安になっているんだな」とわたしをからかった。そして、「賢明さ」と「頭の硬さ」を対極のものと捉えず、本来、同じものだと考えればいいと指摘した。「頭の硬さ」を「熟達」と表現し直せば、高齢の脳が、信頼できる認知方略にこだわるのも成功法かもしれないと思えるだろう。高齢者はそれまでの生涯で多くの分野に熟達しており、それをまとめれば、結局、賢明だということになる。

「たとえば、君がプロのテニスプレーヤーだとして、ある独特の方法でボールを打つと勝てることがわかったなら、それをやり続けるだろう。あの選手は自分のやり方にこだわっているともいえるし、巧みな技術に熟達したおかげで、ハイレベルなプレーを楽にやれるようになった、ともいえるわけだ。高齢者は変化に慣れるのが苦手かもしれないが、裏を返せば、それは知恵を積み重ねてきたということだ」

だから、知恵や分別とは生涯にわたる学習の成果であって、刺激を求める10代と比べて目新しい経験や情報を探す気がない高齢者にとっては、普通はそれでちょうどいいのだ。高齢者は目新しいことをそんなに求めない。だが、もはや未知の国を探訪したり、趣味でベースギターを始めたりする気が起きなくても、新たな情報を獲得して蓄積する、基本的な神経解剖学的な能力は人生の終わりまで誰にでも必要だ。それを脳がうまく行うための精密な分子過程が、今まさに解明されようとしている。

ロヒールの研究には、大人が学習課題を行う際の脳の変化を観察するというものもある。彼によれば、筋肉と同じように脳も訓練によって実際に大きくなるのだという。ニューロンの樹枝状分岐は、物理的な空間を占める。だが、単に頭蓋骨の中に空きがあるから、新しいことを学ぶごとに脳が大きくなるわけではない。では何が起きているのか？　脳の拡大は最初の学習過程に限られるとロヒールは言う。いったん技術を習得すると、回路は主要な経路に集約され、脳の容積は再び減少する。これが可塑性の働きであり、脳は自らを形成することで、最大の効率で神経系の容量を増すことができる。

この現象はすでに知られていたが、つい最近、正確なメカニズムが特定された。マサチューセッツ工科大学のムリガンカ・スールは次のことを証明したのだ。**ニューロン間の結合がいったんある程度まで強くなると、隣接する結合を解除させる遺伝的スイッチが入る。脳はその回路を最適化し、効率を整えるのだ。加齢とともに、脳はこの実績のある経験豊かな経路をますます頼りにするようになるのだ。**

入ってくる新情報を処理して、世の中や、自分の立場に対する自分なりの視点を生み出す働きについても、高齢化した脳は若い脳とは違った動きをする。高齢化した脳はそれまでの経験や予測に比べて、耳や目や他の感覚器官から受け取る新たな入力信号をあまり重要視しない。この戦略もまた、筋が通っているのだ。外界から情報を集めるこうした器官は、ある時点を境に衰え始める。脳はすでに、経験の保有量を増やして記憶を蓄えたり、心理戦略を試してそれをうまく実行したりして、膨大な認知エネルギーを消費している。**高齢化した脳は、過去の経験や知識を現在のものより重視することで、効率的に活動しているのだ。**

ロヒールと話したことで、それまで単なる通常の衰えではないとみなしていた物事について、再確認できた。知恵や熟達が形づくられる過程にはプラスの面があるように思え、気難しくて心の狭い老人に必ずなってしまうという不安は減った。理由の1つは、ロヒールが懸命に強調していたように、物忘れや思考の散漫といった加齢脳の問題の発生に関しては、個人間で非常に大きな差があるからだ。

神経科学によって老化の影響についてさらに多くのことが発見され、認知症の理解はかなり進んでいる。

認知症は肥満と同じく、現代生活の悩みの種だ。この病気は通常、進行性で重症化していき、やがて末期症状を呈する。毎年、世界で770万人が発症すると推定される。認知症が耐えがたいほどの打撃となるのは、自立した生活をする能力とともに記憶がなくなり、患者の人格と経歴が損なわれるからだ。

ごく一部の場合には遺伝的要素があり、NHSはリスクの高い家族には遺伝子検査を提案しているが、研究によれば、ライフスタイルの問題、つまり、リスク要因となる肥満、運動不足、抑うつ、社会との接触不足、喫煙、早期の教育放棄などの関与も示唆されている。いずれにしても、認知症の衰弱症状を引き起こす根本的なメカニズムは、異常タンパク質の塊が細胞体に蓄積して神経細胞が線維化したり、脳の血液循環が制限されたりした場合に、神経細胞が死滅していくことによる。

1990年代の終わりには、こうしたニューロンへの猛攻撃に対する武器を脳は実質的には持っていない、と考えられていた。ところが、信じられないような発見があったのだ。カリフォルニア州のソーク研究所で、ラスティ・ゲージ教授率いる研究者らは、**身体運動が脳の新しい細胞の誕生を誘発することを明らかにした。当時の通念では、人は得られるだけのニューロンをすべて持って生まれてくるとされていた。つまり、認知症という消耗性脳疾患は事実上、緩**

慢だが不可避の死の宣告だった。だが実際は、神経細胞の小さな前駆細胞である神経幹細胞は、大人の脳にも存在しているのだ。それらは海馬という、脳の中央の深部の領域で見られる。そこは学習と記憶の重要な領域だ。

最初に行われたマウス実験では、「神経組織発生」と呼ばれる過程を通じて、これらの幹細胞を完全な形をしたニューロンへと成長させる展開が示された。さらに信じがたいことに、マウスに運動とともに新しい環境を探索し、他の個体と交流するという単純な行動をさせると、新たに生まれたニューロンは既存の回路に完全に統合されて生き残り、生育するようになったのだ。要するに、新たな神経回路網と、新しい考え方をつくり出すメカニズムが構築されたわけだ。

この新奇な発見の意味を捉え、人間への応用の可能性を示す、さらなる調査が続いた。現在では、それを事実だと示唆する数多くの強力な証拠が存在するが、つい最近の研究結果によれば、人類における神経組織発生は成人でどの程度まで起こり続けるのか疑問があるという。さらに研究が進めばその発生状況が絞られるだろうが、運動を続けていれば脳が若返るかもしれないという考えに、今のわたしは慰めを見出している。

確かに運動は、ストレスホルモンのコルチゾールの値を減らすことで既存の脳のネットワークを守る。コルチゾールは、長時間にわたって高値だと細胞の結合を死滅させる可能性があるのだ。さらに運動は、エンドルフィン、ドーパミン、セロトニンといった特定の脳内化学物質の産生を促す。それらは重要な神経伝達物質で快楽や報酬、意欲といった感情や、精神の健康の改善と関連している。基本的に**運動とは自然の抗うつ薬**なのだ。というわけで、わたしも含め、年配の神経科学者らのほぼ全員がランニングをやっている。

最近、高齢で健全な脳機能を保てる可能性についてのうれしい情報が出ている。わたしとの話の中でロヒールは、マックス・プランク人間発達研究所所長のウルマン・リンデンバーガー率いる、ベルリンの7つの機関の研究者らが発表した論文を特に強調していた。その研究とは、300人以上の高齢者の健康全般を20年の時を隔てて比較するというもので、半数は1990年から1993年にかけて、残り半数は2013年から2014年にかけて調べられた。被験者はあらゆる評価基準（年齢、性別、教養、居住地、身体的健康）が釣り合うよう設定されたのに、その違いは著しいものだった。現在の高齢者のほうが記憶力は良好で、幸福感や意欲が高かったのだ。

ロヒールはこう解釈している。**教育や公衆衛生の、ゆっくりだが着実な改善が幸福で健康な高齢者をつくったらしい。つまり、高齢者の認知変化の率は固定されないということだ。**「言い換えれば、両世代間に意味のある遺伝子変化がなかったとすれば、この著しい向上はすべて環境要因によるものと考えられそうなんだ」とロヒールは強調した。

脳を老化から守るために、研究者が日課にしていること

別れ際、医学研究協議会の建物を出る前に、わたしはロヒールに質問した。「あなたはもっぱら、老化の過程を調査してきたけれど、当の自分は脳を老化の影響から守るために何をしているの？」と。彼の考えをもとに、加齢とともに脳のレジリエンスを高めるために誰もができることを、ここに列挙する。神経科学の知識をもって悲運を阻止しようとする、そのおもしろい皮肉を楽しまずにはいられない。その最高の秘訣とは驚くなかれ、なんと……

1. 身体をよく動かす

別に、ランニングしろとはいわない。30分のウォーキングのような軽い運動や、週に3回の水泳やサイクリングは脳と身体にとてもいい。あなたがどんな体格でもどんな予定で動いていても、とにかくその場に行って身体を動かそう。神経組織発生を増やすかもしれないだけでなく、脳毛細血管を健康に保つことにもなる。

2.　夜はよく眠る

睡眠はニューロン同士の結合を強化し、新しい知識を記憶として保存するというエビデンスがますます増えている。さらに睡眠は、日中に脳でつくられたあらゆる毒素を免疫系が取り除く機会となり、毒素が蓄積してニューロンが死滅するのを防ぐ。

3.　人づきあいを絶やさない

家族や友人とともに過ごしたり、話し合いをしたり、他人から何かを学んだり、いろいろな物の見方や考え方を受け入れたりすることは、脳の処理を活動的にし、よりよい健康状態に結びつく。

4.　食事に気をつける

心臓血管系の不健康と関連する食べ物（動物性脂肪、加工食品、過剰な糖分）もまた、認知力の不健康に結びつく。食事は、心臓と脳のためにするというのが原則だ。それが、微細な脳血管が詰まってニューロンを窒息させる微小脳梗塞から身を守ることになる。

5.　学び続ける

人生の初期の学びは、人生の終わりの認知力の衰えを防ぐのに役立つ。研究によれば、長く学び続けている人ほど、脳は健康的に歳を重ねる可能性が高いという。正規の教育だろうとそうでなかろうと、どんな学習でも生涯にわたるものは脳の健康維持のための強力な戦略となる。

6. 常に前向きでいる

自分は忘れっぽいと思い込んでいると、すぐに能力は衰える。たとえば、人の名前が覚えられないとか目的地への行き方がわからないとかを心配して、新しい人づきあいの場を避けるようになると、下り坂をまっしぐらということになりかねない。おおむね、メンタルヘルスが良好であれば、認知力も良好なのだ。気持ちが落ち込むと、運動したり、自分の面倒を見たり、世間との交流を求めて出歩いたりすることに意欲をなくしたり、楽しみを感じなくなったりする。毎晩、寝る前に感謝の日記をつければ、前日にあった楽しいことをまたやりたくなったり、新しい経験を求めたくなったりして、前向きな気分で目が覚めやすくなる。

ロヒールとの話を終えた午後、わたしの気の持ちようは来訪する前とは変わっていた。加齢の神経科学は悲運とか絶望といったイメージからほど遠く、ポジティビティにあふれるものだった。この分野では、神経組織発生や神経回路の精緻化の発見といった革命的な大躍進（ブレイクスルー）が、潤沢な資金に支えられた数十年に及ぶ研究を活気づけ、新たな治療法への道を切り開いた。また、これは個人の行いにより、有益な結果が得られる分野でもある。

本章では、生きている間に脳に及ぶさまざまな変化を考察し、個人の性格特性や気質の普遍性について言及してきた。個人についてもっと精密に予測できるようになるにつれて、近い将来、さらに多くのブレイクスルーが見られるだろう。

たとえば、胎内の赤ん坊の脳を非侵襲的に、比較的高い解像度でスキャンできるようにする技術を用いた大規模プロジェクトが現在進行中だ。科学者らは、誕生前の赤ん坊の脳回路において結合の休止状態のパターンを見ることができるだろう。そして、そのコネクトームは概して、他人よりも母親のコネクトームに似ていることを証明するだろう。遺伝形質については、個々の遺伝子から脳回路の地図に及ぶその影響まで、解釈を広げる必要があるようだ。まもなく科学者らは個人を誕生から死去まで追跡し、成長とともに脳の回路を位置づけ、それを行動や人生行路に符合させるだろう。

やがて、わたしたちはこのプロジェクトとその意味をもっと深く調査し、生物学的な状態を示すバイオマーカーや遺伝子検査、脳スキャン、脳波図の判読が、個人の行く末を予測するのにどう役立つかを考察するだろう。まもなく、青年期に危険で衝動的な行動をしそうな個人や、中毒性の習慣に陥る傾向が強い個人を特定できるようになるかもしれない。人生の難局で立ち直る力を生み出す要因についてもっとわかるだろうし、なぜ100歳まで鋭敏な頭の働きや集中力などを保って長生きする人がいるのかもわかるだろう。

だが、神経科学的な知見を数多く備えた今こそ、「食べる」というわたしたちの基本的行動の1つが、どのように脳で生まれるのかに目を向ける時だ。「基本的」といっても、こと脳の話となると決して単純ではない。そして、どうやって食べる物を選ぶかについては、単純どころではないのだ。

第3章

空腹な脳

遺伝的に組み込まれた「食欲」の実態

誰でものを食べるが、何を食べるかはとても個人的なことだ。食の選択は感情やアイデンティティという感覚、健康志向、時にはそれと相反する快楽への欲求に絡んでいる。食とは、人にとって複雑なテーマだ。豊かな楽しみであると同時に、大いなる不安の源でもある。神経科学は、食に関する振る舞いをどう教えてくれるだろうか？ 人はどの程度まで自由に意識的に、口に入れるものを選ぶことができるのだろうか？

この章では、脳による行動形成の発見をもとに、人が食べる物をどう決めているかを見ていこう。「生来の嗜好」と「自由な選択」（たとえば野菜スープかドーナツか）との関係を分析し、「結局、たまたまそれが好きだとか、実はがんばって我慢することができるとかいう話だろう」という認識をぶち壊していく。わたしが言いたいのは、**食事という最も普遍的な行動さえ複雑で興味深く、えてして人が思うより選択の自由度は低い**ということだ。

まず、人類が魅力的なおいしい食べ物を見つけるために、どう進化したのかを考察していこう。もちろん、食べ物や飲み物への欲求は根元的なものだが、それは欲望によっても刺激される。脳は報酬を得られる活動や味覚を探し求める本能によって動かされ、ますます貪欲になるのだ。だから、報酬系の特性もよく見て、食欲が満たされると喜びを感じる過程を理解していこう。

食の選択にまつわる行動はとても多様なため、非常に個人的なことだと人は思わされている。すべては味覚の問題と考えがちだ。もちろん正しくはあるが、決して全体像ではない。人間はおおむね、塩辛いものや脂っこいもの、甘いもの、高カロリーのものを好み、そういったものは摂り過ぎると体に悪いとわかっていても、たまらない魅力を感じるものだ。

集団レベルで見ると、人は生来、野菜スープよりドーナツを求めるようにできている。個人レベルで見ても、好みというのは単に、その食べ物がよく手に取れる環境だから好きになったという話ではない。食の選択や誘惑と戦う自制心は、外部からの影響に大きく左右される。食品メーカーや販売業者はそれをうまく利用しているのだ。あなたもスーパーマーケットの店先で焼きたてのパンのにおいのとりこになり、買い物しながら「その手に乗るか」と食欲を抑えたことがあるだろう。

たくさんのからくりと作用が食にまつわる意思決定に一役買っているが、多くは実際より見えにくい。その中には、イェール大学の心理学教授で無意識に関する卓越した専門家、ジョン・バルグが「隠された過去」と呼ぶ、いわば井戸の奥深くに埋もれているものもある。たとえば、あなたが生まれる数十年前に父方の祖父が好んで食べていたものが、今のあなたの食の選択に影響すると知れば驚きだろう。

この分野については多くの研究が続いている。現代の公衆衛生において、最も差し迫った危機が「肥満の蔓延」ということを考えれば、当然だろう。この傾向が続けば２０２５年には世界の人口のおよそ5分の1が医学的に見て「肥満」となる、と専門家らは警告している。それがなぜ大問題なのかについての詳細は省くが、つまりは、医学的に肥満と診断されると平均して寿命が10年縮むということだ。

食とは普通、意識して選択されるものと人は信じ込まされているので、食べ物に関して「よい」選択ができないと、どこか非難される感じになる。肥満体の人に対しては、皆、批判的になりつつある。あの人たちは怠惰な食いしん坊で、自制心が欠けているんだ。簡単な算数の問題じゃないか？　ただ、食べる量を減らして、もっと動けばいいんだよ。

この考え方がなぜ短絡的すぎるのかを、神経科学は大いに語ってくれる。最近の脳画像化技術の進歩によって、食欲が脳内でどのように生まれ、制御されるのかについて大発見（ブレイクスルー）があった。過去に「変則的挙動」の研究によって、その理解に神経科学が大きな成果を上げたことがある。変則的挙動とは、脳卒中や壊滅的な脳損傷といった疾患に引き起こされる、「正常」な脳からの逸脱だ。現在では、生きている哺乳類が所定の行動をしている際、その健康な脳を調べることができる。つまり、昼食にサラダではなく、おいしいサクサクのパイを注文するよう指令する何かが、自分の脳と60kgの体に起きているとわかりかけているのだ。

その結果をまとめると、こういうことになるだろう。**種レベルで見ても個体レベルで見ても、人の食欲については、大部分は誕生時に決まっている。**それは遺伝子に書き込まれ、脳回路にあらかじめ組み込まれている。人に、ある食べ物をおいしいとわからせるのは、何千年にもわたって進化してきた生物学的特徴のなせる業なのだ。

ところが、話はそんなに単純ではない。もちろん、わたしは毎日パイを注文したりしない。大体、わたしの食の好みは凡庸だが、皿にいろいろなものが載っていればうれしい。また、食べ物の好みを個人的問題とする余地もある。ピリ辛料理にはまったくそそられず、そのテーブルの前は素通りするのに、ケーキ・スタンドにはどうしようもなく引き寄せられる人がいる。つまり、あなたが人と比べて、ある食べ物に惹かれるのは明らかかもしれないが、なぜそうなのかがわかりかければ、個人にも社会にもさまざまな影響がもたらされるのだ。

野菜スープかドーナツか、どうやって決める？

食べ物をなぜ、どのように選んでいるのか、いや、何にしろ、なぜ物事を行うのかを理解するには、脳内でどのように思考や決断が生まれるのかをもっと知らねばならない。つまるところ、意識はどのように発生するのか。およそ100年前に行われた実験で推定されたのは、意識は、ニューロンを走るすばやい電気パルスの絶え間ない活動から生まれるということだ。ニューロンは化学的神経伝達物質を用いてシナプス間の橋渡しをし、隣のニューロンを活性化する。本質的に人の脳は——地球上のどの種の中枢神経系もそうなのだが——単なる電気化学的な回路基板だ。だが、スケールを考えると回路基板という表現では足りないくらい、ずっと複雑なのだ。

この複雑な構造が、どうやって何十億もの移動する電気信号をまとめ、意思決定や感情、記憶といった機能をつくり出すという妙技をなしえるのか、最近までほとんどわからなかった。だが、技術の進歩によって現在では、複雑なプロセスを詳細に観察できるようになっている。その進歩の基礎となる重要な技術が遺伝子工学だ。たとえば、遺伝子工学のおかげで、脳の個々の構成単位であるニューロンを標識できるようになった。ますます精巧になった顕微鏡技術（これもまた、すばらしい進歩だ）が、高解像度での視覚化を可能にしている。これらの技術を組み合わせ、現在では特定の行動に関連する脳回路を位置づけることができる。

研究は通常、ミバエや蠕虫（ぜんちゅう）、マウスといったより単純な生物で行われるが、それでも人の頭脳に関する情報は得られる。脳の構造とシステムが、あらゆる種で似通っているおかげだ。単純だろうと複雑だろうと、すべての種の脳は構成単位としてニューロンを用い、地球上のすべての動物種は電気化学伝達というほぼ同じシステムを利用している（だから、パーキンソン病の人から欠陥遺伝子を取り出して、それをマウスで発現させると、マウスは人間のその病気を思わせるような震えを起こす)。マウスと人間は違うが、単純な生物から人間における結果を推定し、別の分野の発見と結びつけることで、どのように行動が発生するか、どのように個人や社会の繁栄を促せるかがわかる。

遺伝子工学は「ブレインボウ・マウス」を可能にした。それは、神経系レベルでどのように行動が生じるかを知らしめるブレイクスルーとなった。ブレインボウ・マウスとは、2007年にハーバード大学の分子細胞生物学教授ジェフ・リッチマンによってつくり出された遺伝子組み換え生物だが、そのキャッチーな名前の由来は、マウスの脳内の神経細胞が虹のようにさまざまな色に輝いたからだ(ブレインボウ・マウスは2007年以来、何百世代にもわたって生まれている)。

詳しくはこうだ。マウスの脳の特定の回路を、クラゲから抽出した、緑の蛍光色を発して捕食者を近づけないようにする遺伝子によって改変する。この緑色蛍光タンパク質(GFP:Green Fluorescent Protein)をコードする遺伝子を単離し、常に発現し、クローン化するよう操作したのち、ブレインボウ・マウスの脳のある領域に導入するのだ。個々のニューロンの標識によって、細胞が別個に目に見えるようなり、脳内の複雑な結合を観察できるようになる。すぐに、脳の解剖学的構造とその機能の地図を描くことが、かつてない形で可能になった。その結果、コネクトーム、つまり思考の経路を描く、「コネクトミクス」という新たな分野が開かれた。リッチマンは主に、活動中で意識のある脳の配線図をつくっていた。

後述する光遺伝学（オプトジェネティクス）などと並行して、この技術は、脳の特有のシステムが意欲や報酬などに絡む感情をどうもたらすかの理解を深めてきた。では、報酬系や快感回路は正確には何をしているのか？　それはいかに進化を遂げてきたのか、どのように食の選択を促すのか？

科学者たちはこのシステムについて60年以上も研究を重ねてきたが、その発端は1954年の偶然の発見だった。ラットがこの回路への刺激を得ようと、1時間に何百、何千回とレバーを押そうとするのが発見されたのだ。それをやめるのは、ただ疲れたときだけだった。人間も似たような行動を取ることが明らかになった。これは報酬系という、進化の観点からするとあらゆる種に保存された古来の道具のせいだ。だから、ラットでもマウスでも犬でも猫でも、その報酬系は構造的、機能的にわたしやあなたのそれとほとんど同じなのだ。報酬系が発達したのは、人が生命と生殖に必要な貴重なエネルギーを費やす意欲を持ち続けるため、つまり生き残るためだ。

報酬系は3つの主な経路で成り立っている。1つめは、中脳の領域の奥にある「腹側被蓋野（ふくそくひがいや）（VTA）」と呼ばれる小さな神経細胞の集まりだ。そこで2つめの、ドーパミンという化学物質が産生され、ドーパミンは3つめの、「側坐核（そくざかく）」という脳の別の領域に移動する。側坐核はアーモンド形の組織で、ドーパミンに反応して電気的活動により発火する。この回路は快感を味わえばいつでも、活気づく。快感を得られるような活動のことを、たとえば食事やセックスのことを考えるだけでも、十分、活性化する。また巧妙なことに、この回路は狩りやセックス、捕食者からの逃亡を促すような動きにも敏感だ。この脳の領域は基本的に、生きる上で必須の3つの目標（後述）の達成を手助けする（進化よ、みごとだ。とても効率がいい）。

側坐核と前頭前野（額のちょうど裏にある領域で、推理や企画、臨機応変な思考および意思決定といった、高度な実行機能に関連する）はつながっている。そのため、楽しい気持ちを思い出すと連動して適切なトリガーが引かれ、その経験を繰り返そうという意欲が高まるのだ。

興味深いことに、薬物乱用はこのシステムを乗っ取る。だから、薬物には常習癖がつきやすいのだ（進化よ、こりゃよくないな。残念な逆効果だ）。また、糖分はヘロインとかアルコール並みに報酬系に作用するというのは間違いだが、よくいわれるように、むやみな食欲に歯止めをかけるチェックシステムに穴があるのは確かだ。胃は満腹感を抑えるために、物理的にもうお腹はいっぱいだから食べるのはやめて、と指示する信号を脳に送る。問題は、システムが壊れると十分に反応しないということだ。その影響は、なかなか感じられないことが多い。胃を縮めるためにバンドを装着させる肥満外科手術は、満腹感を高め、食事制限を促す窮余の策だ。人は生物種として、おいしいと知った食べ物をどこまで腹に詰め込めるか、その見極めが下手だ。身体と脳に関する限り、欲求は止まらない。そして、この行動をあと押しするのが報酬系なのだ。

そうなったのは、人がつくり上げた環境とはまったく違う環境に合わせて報酬系が進化したからだ。おおむね、哺乳類はおよそ2億5000万年をかけて進化し、その間、何が起ころうと食べ続けてきた。食料を探し出し、すばやく消化し、たとえ腹いっぱいでも食べ続け、より効率的に脂肪を蓄える（できるだけ長く脂肪蓄積を維持する）という能力は強みとなった。その特性は生き残った――遺伝子によって、うまく子孫に受け継がれたのだ。同時に、非常に特殊な状況以外なら、のんびりしているのが好ましかった。人は食料を探し、食べ、生殖するためにエネルギーを費やす、という動機を持って進化してきた。ざっと、そんなところだ。

先進国の人々はほぼ、いつでものが食べられる状況にある。食料を見つけるために家を出る必要などない。ネットのクリック1つで、食べ物は直接届けられる。まるで数日ぶりの食事みたいな食べ方をしなくてもいい。それなのに、いまだに人の行動を食べ物で決め、食べ続けろと命令する生態が残っているのだ。

食べ過ぎるのは遺伝子のせい？

遺伝子工学技術の進歩のおかげで、食欲についての科学的研究はさらに精緻になり、以前より治療という意味で応用できそうだ。わたしは「環境要因」と比べて「遺伝形質や遺伝子に組み込まれた生物学的構造」が果たす役割というべきものを、もっと掘り下げたいと思った。そこで、ことのほか風が強くじめじめしたある日、自転車に乗ってジャイルズ・イオ博士を訪ねた。博士は20年ほどにわたって市内の病院にある、ケンブリッジ大学ＭＲＣ代謝性疾患ユニットで肥満の遺伝学を研究している。

知り合ってからほぼ10年ぶりだったが、ジャイルズはあまり変わっていなかった。相変わらず威勢がよく、エネルギッシュで熱い人だ。「昼食を取りながら話そう」と言われたので、脳の活性化のためにカロリーを摂取しつつ、会話と食欲を満たすことになった。

病院の売店に向かいながら、わたしはこの肥満学の大家の前で何を食べたらいいかを強烈に意識し、ヘルシーなサラダと果物を選んだ。遺伝子増幅装置がうなり、幾千ものＤＮＡがコピーされ、遺伝子サンプルをピペットがせわしく吸い上げる実験室の前を通り過ぎ、やがて、彼のやや雑然とした共同の研究室に着き、ランチと対話が始まった。

まずは、**食の選択における個人の自主性について、遺伝と肥満との関連**という自身の研究に照らして、ジャイルズがどう考えているのかが知りたかった。「自由意志という問題には」小エビとアボカドのサンドウィッチをほおばりながら、ジャイルズは言った。「非常に興味を引かれるね。生物学は怠惰と食べ過ぎの言い訳になるのか？　残念ながら、ともかく多くの人にとって答えはイエスだ」。

ジャイルズが言うには、人間に必要不可欠な要素だけを残すとすると、生きる上で最重要の3つの生物学的動因とは次のとおりだ。

1. 食料を見つけて食べる。
2. 自分が食料になるのを避ける。
3. 生殖によってこの状態を維持する。

「基本的に、この目的にかなうように進化する原動力があった。とても無視できるものじゃない」と彼は言った。

わたしはその点をさらに突っ込んだ。それは、人は皆、大なり小なり食べ過ぎになるよう、仕組まれているということなのか？　だとしたらなぜ、みんながみんな、太っているわけではないのか？　なぜ全体の半数くらいが、肥満という現代の「病（やまい）」にかかっているのか？　なぜ、一部の人は他の人に比べて、そうした危機に陥りやすいのか？

答えはこうだ。**種のレベルでは、わたしたち全員は同じ船に乗っているが、個々のレベルでは非常に多くの差が出る余地がある。**体重と体型の素地に関わる遺伝子は150近くある。その中には、空腹感を管理する遺伝子がある（それは胃の感覚器官をつくり、脳に信号を送っていつ食べるか、いつ満腹になったかを教える）。また、快感回路に関連する遺伝子もある（単に脳内の報酬回路を満足させるために、どんどんカロリーを求める人もいる。彼らの感覚器官は鈍くなっているため、食べずにいられないのだ——たとえば、1つではなく2つもパイを食べるのは、大いなる喜びのためだ）。さらに、体内の必須栄養素の程度を脳に感じさせる遺伝子もあり、その遺伝子は、栄養素があまりに少ないと食べ続けるよう命令する。

過去には、肥満を避けるような遺伝的な圧力はほとんど存在しなかった。カロリー消費を減らすような遺伝子突然変異が、次の世代に伝えられる可能性はとても低い。食料が乏しく、狩猟採集にかなりのエネルギー消費を必要とするような環境では、そんな突然変異を持つ個体はおそらく生殖の機会もないまま死んでしまうだろう。一方、食べ物にあふれた現在の環境で、人を肥満に向かわせる突然変異は集団に組み込まれた。

もちろん、**今と昔では状況は大きく違うが、問題は進化の時間尺度は長いということ**だ。いつでも何でも欲しいものをたくさん食べられるように環境が何とか調整されたのは、前世紀の間という、哺乳類の進化の時間から見ればおよそ0・00004％程度の期間なのだ。お取り寄せグルメやフードデリバリーがある今の現実に進化が追いつくまでには、さらに二、三千年必要だ。

だが、もし、遺伝学的な介入が可能で、人の貪欲な報酬系を抑えることができたらどうだろう？　それこそが、ジャイルズが今、研究していることだ。「過去なら、報酬経路が鈍感では進化上、何の恵みもなかったが、今なら絶対にありがたい。問題は、そこに踏み込んで遺伝子操作ができるか、するべきなのかということだ」。たとえば、紅茶にもっと砂糖を入れたいという気にならないように、遺伝子をいじって糖分を得る喜びを薄れさせてもいいものか？　小さな楽しみを失わずに健康の見通しをよくすることと、遺伝的適応度〔訳注：その遺伝子型の個体がどれだけ成功した子孫を残せるか〕を増すことを、うまく両立させることはできるのか？　要するに、環境による危機から逃げ出せるように、すぐにでも自分たちの遺伝子操作をすることは可能なのだろうか？

現在生きている大人については、答えはノーだ。だが、将来生まれてくる人については、ありそうなシナリオかもしれない。ＣＲＩＳＰＲ／Ｃａｓ（クリスパー・キャス）は画期的な遺伝子編集技術で、かつてないほどに安価で簡単な遺伝子操作ができる〔訳注：２０２０年ノーベル化学賞を受賞した技術」。ある成体の遺伝子変化を操作したいなら――たとえば、肥満体質を除去するなら――体内のあらゆる細胞を操作しなくてはならないだろう。非現実的な仕事だ。だが、その仕事がより小規模で行えるヒトの胚に、CRISPR/Casの編集技術を施すことはできる。

実際、CRISPR/Casは、世界中の研究室で用いられている。たとえばβ（ベータ）サラセミアという血液の遺伝性疾患など、特定の遺伝子疾患を根絶する研究に使用されている。だが、胚に対してでもこの技術を肥満問題に適用するには、非常に多くの遺伝子が関わるため、広範囲への遺伝子操作を要する。さらに、現在認められる規制範囲を逸脱することにもなるだろう。ジャイルズは言う。「それには、大規模な胚の遺伝子操作と胚の廃棄が必要になるだろう。社会としてはとても許容できないだろうね」。

いずれにしても、その技術はまだ初期の段階であり、長期にわたる安全性はまだ証明されていない。それが提起する実際的、倫理的な難問については、のちほど再び考えよう。その際、神経科学が実社会でどう応用されていくかを評価し、2018年の秋に体外受精によって宿った双子の女児にCRISPR技術を施した、中国の科学者の事例を考察していく。だが今は、肥満の問題に戻ろう。

肥満に特に関わる目立った遺伝子があれば、より短期間でそれを編集して効果を出すことができるのではないか、とわたしはジャイルズに尋ねた。「ああ、〝脂肪量と肥満に関連するタンパク質（Fat Mass and Obesity-associated protein）〟、略してＦＴＯ遺伝子というのがあるのだが」と彼は言った。

全世界の人口の半数がこの遺伝子変異を持っていて、それは肥満になる率を25％上げることが明らかになっている。**このＦＴＯ遺伝子の配列内に2つの変異を持っている人（全世界の6分の1にあたる）は、おそらく適正な体重よりも3kgオーバーしているし、肥満になるリスクも50％高い。**

この遺伝子は報酬系の回路では発現せず、視床下部で発現する。それでも、報酬系に影響し、身体にもっと栄養が必要だと命令する。この遺伝子は人を目覚めた状態に保ち、食べ続けさせる。つまり、そうしたシステムが稼働しているせいで、人は夜中に寝床に入らず、冷蔵庫をあさるのだ。

とはいえ、ＦＴＯ遺伝子変異が絡む問題から賢く抜け出すには、まだ道のりは遠い。とにかく、肥満になりやすい体質を避けるために自分や自分の子どもの遺伝子に侵入する、という考えを嫌う人は多い。こうした将来有望な発見を、人類を苦しめ広がる肥満の新たな治療法にするためには、さらなる研究が求められる。

遺伝子工学の飛躍的な技術がまだ実行可能な選択肢にないのなら、個人として何かできることはないのだろうか？　厳しい運動プログラムとか？　残念ながら、運動だけでは普通、太りがちな遺伝的素因を緩和することはできない。人間の代謝の速度もまた、落ちる運命にあるかもしれないからだ。ジャイルズははっきり認めた。「2箇所の変異を持つＦＴＯ遺伝子を持つ人は、どんなに活動的であっても健康的なＢＭＩを保つのはほぼ不可能なんだ」。

予想はしていたがかなり不愉快な確証を得て、わたしはジャイルズの研究室をあとにした。個々の食欲は、何千年もの進化から生じた回路によって、独特の遺伝情報を伝えるべくプログラムされているが、脳は普通、脂肪や糖分の高い食べ物を探し求めるよう進化してきた。持って生まれた遺伝子と脳の回路に左右されるあらゆる個体にとって、この衝動はなんと強いのだろう。食習慣を変えようとする試みは、常にそれらの要因に制約される。だから、多くの人にとって減量はこんなにも難しいのだ。

健康的な食習慣は胎内から

食にまつわる行動を形成するのは、遺伝的性質だけではない。最近の研究によれば、**体重に関しては、70％は直接与えられた遺伝子によると見積もられる。だが、そうなると30％が環境要因に起因することになる。ごく早期に環境を変えると、脳の奥深くの回路を微調整もしくは**

補強できることが、明らかになっている。40週間の妊娠中、赤ん坊の脳の基礎は、報酬系やその他、食欲を制御する領域も含め、父と母からの遺伝的な命令によって非常にダイナミックな過程を経て築かれる。だが、遺伝子だけでなく、胎内の環境もまた、発達する脳をつくるのだ。

リーズ大学の人間食欲研究ユニットの生体心理学教授マリオン・ヘザリントンは、**母親の食生活が、赤ん坊の将来の食の好みや食欲をいかに形づくるか**を分析してきた。わたしと話したとき、マリオンはこの「絶好の機会」に関するさまざまな研究を熱く語った。その機会を捉えれば、肥満に向かう運命から外れなさいと指令することが可能だというのだ。

たいていの人は、特に妊娠経験のある人は、妊娠中に摂取するものが生まれる前の子どもの健康に大事だと知っているだろう。妊娠中の女性は、「カフェインは控えて、アルコールはまったく摂らないか、ごく少量にとどめ、たばこや薬物乱用はきっぱりやめなさい。低温殺菌されていない牛乳やチーズも、危険な微生物がいそうなので厳禁」と言われる。母親が摂った食べ物の要素は、胎児を取り巻く羊水から、のちには母乳から伝わり、すぐさま赤ん坊の成長中の脳に影響を与える。

妊娠中の母親がニンニクやトウガラシなど揮発性物質が多く含まれる食品を食べると、そういったにおいや風味になじんだ新生児は、そのにおいの源に頭や口を向けようとすることが、いくつもの実験によってわかっている。こうした味覚に触れていたことが赤ん坊の脳回路にどう影響するのかは、まだはっきりとはわかっていないが、例によって、その中心にはわれらが友、報酬系がいると結論づけてもおかしくないだろう。赤ん坊の脳は、特定のにおいや風味を、母親に報酬をもたらす快感と結びつけることを学んだのだ。

同じ影響は、乳児期の成長にも見られる。母乳で育てている母親がある特定の食べ物（香辛料のキャラウェイシードで調べた研究がある）を摂り続けると、その情報は母乳から伝わる。数年後にはすでに、子どもはその味覚を好み、プレーンのフムス〔訳注：ヒヨコマメをペースト状にして味つけした料理〕よりもキャラウェイシード入りのフムスを選ぶようになる。このような研究は、さまざまな実験によって繰り返されてきた。それらが強く示唆するのは、**妊娠中や授乳中の母親が健康的で変化に富んだ食生活をすれば、その環境によって赤ん坊は、その後、おそらく大人になるまでずっと、良質のさまざまな食べ物を好むよう刷り込まれる**、ということだ。

食の好みを形成するもう1つの代表的な機会が、離乳だ。赤ん坊が幼児へと成長して固形食が導入される際、搾乳した母乳に野菜のピューレを混ぜれば、子どもがライスシリアルやジャガイモに比べて野菜を喜んで食べるよう、お膳立てができるようだ。ニンジンやサヤインゲンになじんだ赤ん坊は、再びそれを出されると、にっこり笑ってもっと食べるだろう。

息子のことを思い出し、彼にポテトチップスよりもサラダを好む感覚を十分植えつけられたのだろうかと思ったわたしは、子どもがもっと大きくなってもまだチャンスはあるのか、それとも離乳が完了してしまうともうチャンスはないのかと、マリオンに尋ねてみた。

マリオンは笑みを浮かべた。やや心配症の親と、こうした会話をするのは初めてではないようだ。「基本的な経験則からいって早いほどいいけれど、幼少期の間に変化を起こす余地はあります。8歳や9歳でも。大事なのは、粘り強く、前向きに、ということ。赤ん坊にしろ幼児にしろ、特定の味と喜びを結びつける前に、初めての食べ物、たとえば食べたことのない野菜とかを、8回から10回、出すべきでしょう。でも確かに、生まれ持った報酬系を都合よく利用するのは可能でしょうね」。

たとえば、関連づけによって、少し年齢の上がった子どもにブロッコリーを好きにさせることはできる。あの栄養たっぷりのアブラナ属の小さい花を食べれば、公園に遊びに連れて行ってもらえるとか「よくできましたシール」をたくさんもらえるとかいうふうに、ご褒美と結びつけるのだ。

しかし、子ども時代を個人の遺伝的運命を変えるチャンスと捉えるのは、間違いなく問題だろう。遺伝的に野菜よりも加工食品に強く惹かれる親が、妊娠中や授乳中、離乳時期に良質で変化に富んだ食生活を送ることは難しいのではないだろうか？　仮にわたしがブロッコリーを嫌いなら、睡眠不足の新米の親としては、十中八九、床に放り出されるか、食べ残しになるのに、わが子のためにブロッコリーを買って、下ごしらえして、料理して、食卓に出すという、感謝もされない努力をするなんて、とうてい考えられない。研究室とは対照的な現実の世界では、食欲にまつわる個人的な遺伝は、幼少期の環境要因によって変わるのではなく、むしろ強められる可能性が高いのではないか？

「そのとおり」とマリオンは認めた。「好機を逃すケースが多いのです。太りやすいという遺伝子があてがわれ、なおかつ、両親から絶えず不健康な食べ物を与えられるとか、家族全員、動くのが嫌いという肥満を招く環境にいたら、向かう先は当然、肥満でしょう」。

マリオンはこの問題に正面から取り組もうとしている。ベビーフードメーカーと連携して、野菜をベースにした製品をもっと開発し、固形食を始めたばかりの赤ん坊の理想の食品として、市場に出そうとしているのだ。誰もがそれに手を伸ばすわけではないだろうが、そうする親もいるだろう。

だから、もしあなたが親なら、子どもが先々うまくいくように改善できるかもしれない（罪悪感を覚えるべき、別のことについて落ち込まずにいられれば）。だが、どう見ても幼少期をとっくに過ぎた、わたしたち大人についてはどうなのか？　脳の配線を替えて、不健康な選択よりも、健康的な選択ができるようにする方法はあるのだろうか？　あの有名な脳の可塑性は、食習慣を変える力にどう影響しているのか？　長年の行動によって強化されたすべてを書き換えるのは難しくても、きっと不可能ではないはずだ。体重を減らしてその状態をキープしたり、ベジタリアンやもっと厳格なヴィーガンになったりする人もいるのだから。

マリオンがまとめた内容を裏づける研究がある。行動を変えるのに遅すぎることは決してないが、難易度は高くなる。習慣は定着しているし、たいていの場合、意思の力に頼るだけでは、おそらく不十分だからだ。そもそも意思の力というのは、誰でも同じように手に入る、確固たる道徳的資質ではない。他の性格特性と同様、自制心の個人的な容量は、生来の神経生物学的要因と環境要因の結果であり、さまざまな背景や条件によって変動する。

たとえば、疲れていれば十分休養を取ったときと比べて自制心は弱まるだろう。アルコホーリクス・アノニマス〔訳注：飲酒問題の解決を目指す世界的な団体〕で使われる、「ホワイト・ナックル」〔訳注：握りしめた手の関節部が白っぽくなるイメージ〕という言葉がある。アルコール依存者が自制心に頼って、ずっと飲酒を我慢し続けるときに使われる言葉だが、どんな習慣を変えるにしてもそれでは持続的な戦略にならない。

グループの支援を受けて責任を持って減量に努めている人の話は、持続可能で効果的な減量作戦としてよく引き合いに出される。そのプログラムの手法は、食事療法をやり抜く率を高めると証明されている。たとえば、健康で前向きな友人に囲まれて、集団の一員としてやる気を保つために運動し、健康的な食事計画によって目標に達するごとに自分へのご褒美を考える、といった方法だ。

「Eat Right Now」は「意識して食べる」というプログラムで、まずイェール大学で、その後マサチューセッツ大学で依存症を研究する専門家ジャドソン・ブルーワーによって開発された。このプログラムは、食べ物への渇望感を40％まで減らし、参加者にとても有益だったことが証明された。現在、他の大学の健康プログラムで行われている。

人によって効く戦略は違う。習慣の形成は複雑で、人それぞれだからだ。驚くには値しない。それは、3つの要因の複雑な相互作用から生まれたのだから。太古から人類として進化してきた脳の回路。個として生まれ持った遺伝子。現在、身を置いている環境。そう考えれば、摂食行動を変えたい場合、自分に効果のあるものを見つけるまで試してみようという気持ちになるだろう。万人向けの解決策などないのだ。

進化、エピジェネティクス、そして食習慣

マリオンとの対話によって、食に関する行動にはまだ変われる余地が少しはあるという、わたしの感覚は強まった。「エピジェネティクス」という新興分野が、食欲を扱う研究者たちの間

に大きな興奮を巻き起こしたことは知っている。彼らは新たな治療法の開発に、どこまで近づけたのだろう？　その治療法だと、大人の食欲の形は歳を重ねてからでもつくられるということなのだが。

エピジェネティクスとその応用の可能性をもっと知ろうと、わたしはケンブリッジ大学の病理学科のナビール・アファラ教授を訪ねた。教授は、環境がＤＮＡコードそのものではなく、その読み込まれ方と体内での使われ方、つまり遺伝子発現に変化を引き起こすことについて研究している。この研究のおもしろいところは、遺伝子変異が進化的変化という長い時間尺度ではなく、むしろ2、3世代間で観察されるということだ。

遺伝子発現を命ずる環境要因の役割は近年、発見され、「エピジェネティック制御」と呼ばれている。体内の細胞が同じ遺伝コードを持ちながら、なぜまったく違うように振る舞うのかは、エピジェネティクスによって説明可能になる。体内のそれぞれの細胞には、遺伝コードをタンパク質に翻訳するしかけがある。そのタンパク質は、それぞれの細胞が特有の仕事をするのに必要なのだ。このＤＮＡへの「音量調整」は環境によって変化する。その環境が胃なら、細胞にそれ相応の作用が指令され、眼窩の細胞は眼細胞として作用するよう命じられる。

ナビールとは学科の受付で会った。あたりには焦げた寒天培養基の、鼻をつくにおいが漂っていた。ナビールが研究しているのは、**両親（もしくは祖父母まで含めて）の食生活が人の、さら**

にはその人の子の行動にまで影響する可能性についてだ。彼は受胎の前の段階を調査し、精子と卵子の栄養環境が、次の2世代の遺伝子発現をどう変えるかを観察している。

食欲のエピジェネティクスは、第二次世界大戦が終わる頃に生まれたオランダの人々を対象に、長期間の調査によって具体化された。ドイツ占領下にあった家庭で、つまり、1944年から1945年までの間に飢餓状態の中で生まれた子どもたちと、それよりずっと食料が手に入りやすかった非占領下の地域で生まれた子どもたちの、その後の健康状態が比較された。

それによれば、受胎時に栄養状態が危機的だった両親のもとに生まれた子どもは、のちの人生で肥満や糖尿病になる可能性がずっと高いことが、明らかになっている。これは「ミスマッチ仮説」で説明できる。飢餓状態で育った赤ん坊の代謝作用は、何不自由ない状況に何とか適合しようとする。だからといって、彼らのDNAコードがその状況によって変えられるわけではなく、ひどい話だが、遺伝子の振る舞いが変えられて、その変更は次の世代、またその次の世代にまで受け継がれるのだ。高カロリーなのに時に低栄養である現代の環境を見る際、この作用は考慮に値する。

これは、食欲に関する遺伝子は誕生前どころか受胎前に組み込まれていたことを示す、さらなる証拠となるのだろうか？　まあ、そのとおりだろう。だが、まだ初期段階の他のエピジェネティクスの研究は、結局、大人が恩恵を受ける治療法へとつながるのかもしれない。受胎前の両親の生活環境によってあらゆる行動が形成されることについては、次々と証拠が挙がってきている。ある特殊な実験は、依存症の治療に変化をもたらしうる結果を生んだ。いやむしろ、その結果が含むところはあまりにも影響力がありすぎて、発表されると科学界に動揺が走った。

エモリー大学の精神医学および行動科学の教授であるケリー・レスラーは、マウスの食の選択に関わる行動を環境圧がどう変えるかについて調べている。これまで見てきたとおり、マウスも人間も似たような報酬経路を持ち、甘みや脂肪を含んだ報酬を予想すると側坐核が発火する。その近くの、扁桃体や島皮質という脳の領域は感情、特に恐怖感と関連している。ケリーの研究は、そうした基本的な組織同士の相互作用をうまく操った。

マウスに、サクランボの甘いにおいのもとである化学物質アセトフェノンを嗅がせると同時に、電気ショックを与えた。中立条件下では、マウスは甘いサクランボを探して鼻をクンクンさせながら走り回り、そのとき側坐核は期待のため発火する。だが、甘いにおいと電気ショックという不快な経験の結びつきを何度も学習したマウスは、ぎょっとしたように動きを止める。鼻と、脳のにおいを処理する部分に余分なニューロンの枝分かれと新たな回路が生じ始めたため、今までにない行動が促されたのだ。そして信じられないことに、この行動反応はそのマウスの子に、さらに孫にまで伝えられたのだ。そのマウスの次の世代は、サクランボのにおいを嗅いだとたん、立ちすくむ。サクランボのにおいと電気ショックの組み合わせを、まったく経験したことがないにもかかわらずだ。

これは意外な新事実だった。大人が学習した新たな記憶——サクランボのにおいと電気ショックの関連——がいったいどうやって世代を越えて伝わったのか？　答えは、要するにエピジェネティック修飾だ。恐怖をしみ込ませることが、DNAコードではなく、マウスの体内におけるそのコードの使われ方に遺伝的な変化を起こす引き金となったことが判明している。サクランボのにおいを感じる受容体が、どこでどれだけの量つくられるのか、その状態はすべて変更された。この「入れられたスイッチ」はマウスの精子細胞に発現し、それから将来の世代に伝わったのだ。研究者らはこの発見をもとに、サクランボのにおいの代わりにアルコールと電気ショックを組み合わせた。その子孫はのちに、アルコールに惹かれるのではなくひるむ様子を見せた。もし、この発見が人間にも当てはまるのなら、何のきっかけがなくてもなぜ、不安や恐怖が個人間で伝わるのか、子孫が目で見て覚える機会がなかった複雑な行動が、なぜ世代を越えて伝わるのかが、説明できるかもしれない。

いや、ベーカリーの前を通るたびに軽い電気ショックが与えられればいいというわけではないが、これらの結果は未来への道筋を示しているのかもしれない。その未来では、**環境や遺伝的な運命が微調整されて、食べ物への感情的な反応が変えられ、人はもっと健康的な選択に向かわされ、さらに、将来の世代に益するように遺伝的反応が変えられることさえあるかもしれない。**アルコールを使った非常に意味ありげな研究が示すとおり、常習行動や強迫行動から人を救うという名目での応用が、実際に何百万もの人生を変えることもありうるだろう。

人の好みや食欲がどのように前もって決められているのかを把握することは、逆説的だが、世代を越えて書き込まれた運命をつくり直す、新たな道を切り開くことになる。エピジェネティクスはさらに、遺伝子変化は進化の時間尺度だけが問題なのではないし、人が受け継ぐ神経回路と身を置く環境との相互作用はきわめて複雑だと示している。これはまさに理解され始めたばかりの話で、その潜在能力のすべてを把握するにはまだ時間がかかる。それでも、知識の向上のペースを考えれば、おそらくドーナツの誘惑から逃れられる見通しは明るいといえるだろう。

エピジェネティクスだけが、人類の食欲問題に希望をもたらす科学分野ではない。脳がどう決断し、考え、感じるかの解明に役立つ技術や知識の大発見は、他にもある。21世紀初めの10年で発展してきた光遺伝学は、最も画期的な分野の1つだ。この発明と改良にあたっている面々、アーンスト・バンベルクやエド・ボイデン、カール・ダイセロス、ピーター・ヘーゲマン、ゲロ・ミーセンベック、ゲオルク・ナーゲルがノーベル賞を取るのは賭けてもいい。それくらい画期的なのだ。

この技術は遺伝子工学を用いて神経系の電気的活動を光でコントロールするもので、脳の複雑な回路基板を単に生体構造の点からだけでなく機能性の点からも、詳細に調べることができる。光遺伝学が意味するのは、瞬時に正確に、脳の別々の経路のスイッチを入れたり切ったりできることだ。この技術によって、愛着から社会不安や依存症にいたる複雑な反応が、脳内でどう指令されているかが明らかにされた。それは、精神疾患について理解を広げる、今までに例のない方法だった。患者への影響については、のちの章でまた考察しよう。

さて、なぜ誕生前の栄養欠乏がのちの人生で、そして将来の世代で食物への渇望に変化するのかという、エピジェネティック研究から生じた疑問をわたしは調査したい。エピジェネティック修飾がこういった情報を伝えるメカニズムなのかもしれないが、脳のどの回路がそのメカニズムを支えているのかはまだはっきりとはわからない。光遺伝学がその理解を助けてくれるのだろうか？

ロンドンのフランシス・クリック研究所のデニス・ボーダカヴ博士は、栄養摂取への反応を指令する脳の回路を解明するため、他の技術とともに光遺伝学を用いている。彼の研究室では、視床下部と呼ばれる脳の中心部の領域を調べている。視床下部は、体温、飲水行動、睡眠、摂食行動といった、哺乳類の基本的な機能の制御に関わっている。また、この領域はＦＴＯ遺伝子が発現するところでもあり、その変異は、満腹時でも食べ物を求め続け、体重過多になりがちになることを意味している。

視床下部には、飲食物の主要栄養素のバランスを感じる特有のニューロンがある。そのニューロンはただ、食物のカロリー量を監視するのではなく、飲食のバランスを測るのだ。デニスの実験では、このニューロンが、マウスの食べた物に十分な必須アミノ酸が含まれているかどうかを分析していることがわかった。必須アミノ酸は、マウスにも人間にも必要だが、体内ではつくられないので食物から摂らなければならない。分析を終えると、ニューロンは脳の報酬領域である側坐核にドーパミンの信号を通じて情報を送り、満足の反応を変えるのだ。

この巧妙な分子経路は神経回路において、まるで二重否定の文のような作用をする。つまり、「手に入れた食べ物に十分な栄養がなければ、マウスはさらに食べ物を探さずにはいられない」ということだ。体内のアミノ酸バランスが整っていれば、満腹を感じ、基本的に食べるのをやめる。むしろ、視床下部はマウスに「ちょっと寝ろ。もう栄養を求めて狩りをしなくてもいいから、ひと休みしたらどうだ？」と指図する。そして、FTO遺伝子はこの過程で登場するのだ。

デニスの発見は、自分の皿の栄養バランスをコントロールして満腹感を促す、新たな道を開くかもしれない。もし、健康的な食品を選ぶ気になるように報酬経路に命じることができれば、特にFTO遺伝子の変異を持つ、肥満傾向のある人には、おそらく運命から逃げ切る可能性があるだろう。この研究を個人的に応用してみたところ、おおむね、わたしには効くように思える。眠れないとき、不安や緊張を感じるけれど眠りの世界にどうしても入りたいとき、必須アミノ酸が豊富な大豆かそば粉、キヌア、卵、鶏肉なんかを夜中にちょっとつまむ。そうすれば、脳にスイッチを切る信号が送られるように思えるのだ。

ブレインボウ・マウスや光遺伝学、遺伝子工学などの技術進歩は、生物学がみごとに介入する未来を見すえた画期的な新発見を可能にし、「脳深部刺激療法」と呼ばれる、先駆的で的を絞った技術の創出に結びついた。脳深部刺激療法は、依存症や抑うつ、肥満に悩む人々に新たな治療を提供するものだ。

他の治療では好反応を示さない一部の患者が、臨床試験への参加を決めた。予備段階の結果は胸躍るものだったが、あまりにも侵襲性が高いため、軽々しく着手できるものではない。外科手術で頭蓋骨を開け、リモートコントロールできる非常に小さい電気刺激装置を側坐核に埋め込み、頭蓋骨を閉じて頭皮を縫い合わせる。装置のスイッチを入れるとすぐに快感回路が活性化し、症状のスイッチを切るのだ。すると、何であれ、渇望するものを得られなくても、その人は報酬を得たと感じる。糖分や脂肪分に対する遺伝的な嗜好を、文字どおりオンにしたりオフにしたりすることが可能だろう。すでに、ヘロイン中毒や重度のうつ病の治療に大きな成功が収められており、現在はパーキンソン病の治療手段としての試みがなされているところだが、これについては後述する。

脳の機能について現在の知識を得ていても、なお驚異的なのは、脳の特定の経路の電流を変えれば、人間の能力範囲内で確立した行動が劇的に変化するのを、目の当たりできることだ。さらに、ひどい苦痛の種である病気の症状が消えれば、なおさら驚く。脳深部刺激療法は、神経科学研究の進歩の可能性をもたらした。神経科学研究がより選択的な治療に応用されるようになれば、わたしたち人類は生物学的に強いられる運命の、あまりありがたくない面から逃れることができるだろう。

全世界に目を向ければ、他にも同じような胸躍る発見や治療法が神経科学研究から生まれているが、今のところ、患者の診断がつけば医師がそれを適用することになっている。肥満や糖尿病、依存症といった病的状態に陥る前に、食に関わる運命を変えるような新たな神経科学知識を非侵襲的に個人で活用できる、そんな方法はあるのか？

太る運命から逃れられるのか？

食欲と遺伝学の専門家のジャイルズと話したとき、彼の経験からいって、検査で自分に肥満の遺伝的素因があると知れば、役立つかどうか尋ねてみた。遺伝子検査を受けて、遺伝的にどの程度肥満になりやすいか、またその誘因がわかったら、どういうことになるか？　遺伝子検査は、コストを最小に抑えて市販化されている。自分の生物学的要素がどのような下準備をしているのかを正確に知れば、たとえばそれが病的肥満だとしたら、はたして扁桃体は恐怖で発火し、人は不健康な食べ物からさっさと背を向けるようになるのだろうか？

まさにこの疑問を検討した研究がある。これもまた、ケンブリッジ大学のテレサ・マルトー教授のチームが行ったものだ。結論はこうだ。**短期間で見れば、肥満になりやすい遺伝子を持っているという認識が、欲望を抑え、健康的な選択を促すことはありえる。だが残念ながら、長期にわたる行動変化は予測できない。**むしろ、いくつかの研究によれば、人は自分の生物学的運命を知ってしまうと最初は抵抗するものの、その後は急速にもとの運命の道に戻ってしまうらしい。どうも、運命を知るとやる気や自信がくじかれ、戦うインセンティブがなくなるようだ。「わたしのせいじゃない、遺伝子のせいなんだもん」。これは怠惰な行動の完璧な言い訳だ。

もし、それでやる気をくじかれても、どうか投げやりにならないでほしい。カフェで注文するときも、スーパーマーケットを歩き回っているときも、いつだって稼働中なのが、力強い生物学だ。単にそのことを認識しているだけではまず何も変わらないが、行動を調整するさまざまな戦略のきっかけとしては役に立つかもしれない。結局、いろいろな食べ物の味を覚え、食生活を変え、体重を落とす人は多い。**人は刺激や報酬に反応するという知識があれば、環境をちょっと調節して、より健康的な「選択」へと自分をあと押しすることはできる。**

もちろん、代わりの楽しみを用意して報酬系を操作することは可能だ。仲間と組んで互いに励まし合い、責任を持ち、超実践的な方法、たとえば誘惑となる食べ物を絶対に家に置かない、などを実践できるだろう。だが、社会全体として意義ある改善を施すには、公共の環境を調整するのが現実的だ。これについてはのちほど、神経科学の知見が集団レベルでの食生活や食の選択にどう変化をもたらすかを見る際に、考察しよう。まるで、ごく個人的な問題に口を出す過保護国家みたいと思うかもしれないが、そろそろ個人の自主性の限界を認め、そうした方策も悪くないと考え始めてもいいだろう。

出会った科学者に、わたしはこう尋ねることにしている。「研究室では高度な理論上の成果を得ることは多いでしょうが、あなたはそれをどう私生活に活かしていますか?」。ジャイルズにも——彼は、人類はドーナツを食べるよう生まれついているという、やや悲観的な確信を持っているが——肥満と戦うなら自身はどんな作戦を立てるか尋ねてみた。

「調査によれば、自分の遺伝的傾向を知ったところで結局は何の役にも立たないということだが、実はわたしはＤＮＡ検査をしたんだ」と彼は明かした。すると、肥満へと舵を切るＦＴＯ遺伝子変異を持つ、世界人口の25％に入っていることがわかったという。ジャイルズは努力して、必須アミノ酸を豊富に含む栄養価の高いものを必ず食べ、視床下部がしっかりと満腹感をもたらすよう仕向けている。それに、**いつでも**エレベーターではなく階段を使う。

そして――ここが大事なところだ、と彼は強調するのだが――中国系の血筋と以前浸っていた家庭生活のパターンのせいで、どうしようもなく、塩分や脂肪分の多い食べ物に惹かれるのを、自分でもわかっているのだ。一方、彼の妻はチョコレートに目がない。そこで、夫妻は家庭の方針を定めた。ポーク・スクラッチング〔訳注：豚の皮をカリカリに揚げたスナック〕やサラミ、ポテトチップス、チョコレート類はすべて、家では禁止。健康的な食習慣を子どもたちに伝えるべく、健康体重を維持するという共通の目標に向けて互いに助け合っているのだという。ジャイルズと妻は、運命に定められた道をたどらないよう、意識的に努力しているのだ。2人は、社会的相互作用の役割を担う、脳のある領域の力を利用している。互いに同調圧力をかけ、遊び心とライバル意識をあおるという、その領域の特性を利用して、スリムな体型を保とうとしている。この策が、2人には効いているのだ。

さて、人生で基本的と思えるような決断さえ、まったく自由にできないとほのめかされて、何とかそれを受け入れつつ、わたしたちはこの先どうすればいいのか？

食欲の専門家らとの話が終わる頃には、わたしははっきりと気づいていた。人間の脳については基本的なことなんて何もないのだ。「食べる」という低レベルとされている行動でさえ、遺伝的な嗜好――幼少期に習得された嗜好、エピジェネティックなフィードバックループ、高カロリーの食べ物を探して食べ続けるという単純な本能――が複雑に絡まり合っている。だが一番の矛盾は、**食べ物の好みなどは万人共通の回路による行動なのに、食に関しては人それぞれに独特に反応する**という、非常に複雑な面があることだ。だから、減量して、もっとヘルシーな食生活をするように行動変化を促す、万人向けの唯一の戦略などない。**人は皆、それぞれの渇望に駆り立てられる食欲の生き物ではあるが、自分には何がうまくいくか時間をかけて見つければ、変化は起きる。**なにしろ、人の体重の運命にどれだけ遺伝が影響するかをよく知るジャイルズさえ、食の選択を調整することに成功したのだから。行動を変え、それを続けられるという信念は、少なくとも自分の個人的な戦略と同じくらい重要だと、ジャイルズは知っていたのだ。

運命の神経科学は不思議で逆説的な学問分野だが、それも当然だろう。その中心には、神秘的で畏敬の念を抱かせる、あの器官の複雑さがあるのだから。

第4章

いつくしむ脳

恋愛、親子愛、友情の生物学的意味

セックスに関しては、人間の遺伝子に組み込まれた一定の行動だという前提に、誰も異議を唱えようとは思わないだろう。種としてわたしたちは有性生殖する。生殖につながらない性行動も多いし、人間のすべての性的傾向が生殖を目的としているわけではないが、この基本的な生物学的事実が行動を駆り立て、行為を形成している。

性的本能は、文化的には手に負えないエネルギーだと長らく見られてきた。本来は罪深いものという考え方はすでに捨てられたとはいえ、意識下の欲望とか抑圧された感情の産物とかという考え方は、ずっと変わっていない。性行為をする際は、自分は完全には「コントロール」されていないと考えるものだ。そういうところも魅力ではある。少なくともある程度の意識と、日常の分析力を放棄する機会だ。だがもし、性的嗜好だけでなく、恋愛やパートナーとの絆、子育て、友情、より幅広い社会的結びつきも、強力な本能や脳に報酬をもたらす快楽物質の魅力に動かされているとしたらどうだろう?

新しい技術のおかげで脳の中を覗けるようになり、あらゆる人間関係の形が脳の奥深くの機能によって促され、制御されているのがわかりかけてきた。どうやら愛情とは、ほとんどが生殖とわが種の存続を優先する脳回路の副産物らしい。それは基本的に、報酬系の機能と結びついている。前章で出会った報酬系は、本書全体にわたって顔を出すだろう。あらゆる行動の原因として、その役割は非常に重要なのだ。この章では、歌手のロバート・パーマーが「恋におぼれて（Addicted to love）」と歌っているとおり、人は本当にあらゆる種類の「愛情におぼれて」しまうことを示していきたい。脳は、恋愛や親愛の情、社会的な絆を強く望むが、それらはすべて人間関係を形成するものだ。

おそらく多くの人は、生殖の科学には比較的なじみがあるだろう。生物の授業のおぼろげな記憶はさておき、性行動に関する研究は新聞の特集記事のライターにとってはありがたい。性は売り物になるし、性の神経科学もまたしかりだ。そのため、神経科学や神経心理学に頼った性行動や男女差の研究は、神経科学の誇大広告やいんちき科学よりも多く生まれる傾向にある。

妙な主張はともかくとして、たぶん無意識の欲求やきっかけによって、性行動が形成されるのは間違いない。たとえば、**異性愛者の男性は、5日間の妊娠可能期間にさしかかった女性の声やダンスの動きに、より魅力を感じる**という結論が出ている研究などもある。この効果は経済的にも活用できる。5300のラップダンス〔訳注：ストリッパーが客の面前で、またひざの上で踊るダンス〕を分析したある研究で、**ダンサーは月経中や妊娠中に比べて、妊娠可能期間ではほぼ2倍のチップを得る**ことがわかった。もちろん、客はそんなことは知らない。客観的にそのダンサーの魅力を評価していると、自分では思っている。

ことセックスに関しては、きわめて個人的で秘めやかな選択——たとえば、セックスするかしないかといった基本的な選択——は、主に遺伝子が受け継がれる最大の機会を探すようにと、脳が遺伝暗号を指定した結果なのだ。

こうした研究の影響は性の領域を超えて広がり、親密さや信頼、好意、愛情もある程度は、脳の深部機能の産物だと明かされている。人は、親密さや好意を強く望む性質を与えられている。恋愛であれ、親の無私の愛であれ、親友や社交グループへの好意であれ、どんな形で表れようとその欲求は、人を生殖や楽しみに向かわせるのと同じメカニズムから生じている。「恋愛」はある意味、そのメカニズムに対する脳の意識的な理解であり、**あらゆる「社会的、感情的な絆」は、神経生物学レベルでほぼ全員にもたらされる豊かな報酬なのだ。**積極的な社交はドーパミン放出の引き金になる（それがどこまで真実かは人それぞれで大きく異なるが。ついこれを言うと、例によって「また、この但し書きか」とうんざりされるだろうが）。

性的本能はどのように人を愛に駆り立てるのか？

では、セックスの話から始めよう。なにしろ、それがおおむね、この作用の根源なのだから。

もっと具体的にいうと、「快感」について考えてみようということだ。

男女ともにオルガスムという作用は、性行為の動機の一部になる。70年代以来行われている、このテーマについての研究のおかげで、男性と女性のオルガスムは脳の類似した電気的効果だということがわかっている。最近の画像技術によって、ボランティアが脳スキャナに横になって自らに絶頂感をもたらす際の脳を分析できる。スキャンによって、オルガスムは快感の神経回路を発火させることがわかる。オルガスムが生じるのは、蓄積されたドーパミンが急に放出され、それが側坐核を活性化し、強烈な快感をもたらすからだ。またしても、報酬回路の登場だ。大事なのは、オルガスムは生殖器ではなく脳で発生することだ。それどころか、セックスの期待感だけでも報酬回路にドーパミンは放出され、人を実際の性行為に向かわせる。

ここまでは大丈夫。今のところ少なくとも理論上は、性交は最も簡単で最も普遍的な生殖手段だ。だが、実際は必ずしもそんなに愉快な話とは限らない。人がセックスするのは、「遺伝子を残したい」という動因と「快楽への愛着」ゆえだ。それを除けば、セックスはもっと複雑で、性行動は多くの要因に影響される。その要因とは、自己同一性や性的指向、性同一性、経験の範囲を始め、年齢、階層、健康状態等までさまざまだ。

わたしの目的は、神経科学の識見を用いてセックスを生殖から、さらに快楽から切り離すことだ。いやおうなしに組み込まれた、この2つの動機が、意識が完全にはっきりしているのか、していないのかわからない状態を人に強いるのは当然だ。だが、セックスをしたがらない人、自らセックスに関心がないとはっきり示す人については、神経科学は何を語れるのか？　あるいは、同性愛についてはどうなのか？　さまざまな性的指向は人が受け継いだ遺伝的遺産によって、つまり経験から積み上げられた個人的嗜好ではなく、脳の深部の機能によって決定するという証拠はあるのだろうか？

生殖を伴わない性的指向と性的無関心の神経基盤を見ていく前に、異性愛者がいかに無意識に相手を選ぶことが多いかを考察しよう。「真実の愛」を探し求めるおとぎ話は最近、遅ればせながら酷評されているが、「運命の人」という考えはまだ共通イメージとして人の心をしっかりつかんでいる。

人生の伴侶としてありえないのはどんな人格かと分析したり、デート戦略を完璧に仕上げようと通俗心理学を自分や他人に当てはめたりして、多くの人は自分をねじ曲げている。「愛の生活」をビール片手に合理化し、成否を説明するあらゆる話をつくり出す。要するに、セックスと愛はしばしば、人生で最も分析される要素のように思える。ところが実際には、その選択は意識的な自覚のない生体内の指示に動かされたものだという、多くの証拠があるのだ。その一例が、子孫となりうる者へ伝える相補的な遺伝物質を求める「**遺伝子の渇望**」だ。

クラウス・ヴェーデキントが初めてベルン大学動物学研究所で行い、のちにアメリカで再現された興味深い実験がある。**女性は相手の評価基準の1つとして、好ましいパートナーのにおいを意識下で嗅ぎつけている**ことがわかったのだ。研究者らはある男性グループに、消臭剤を使ったり余計なにおいがつくようなものを食べたり飲んだりせずに、1枚のTシャツを洗わずに数日間、着るように頼んだ。その後、着用者の情報をまったく知らされていない女性グループに、そのTシャツのにおいを嗅いで、魅力の度合いを評価するよう依頼した。

すると、**女性は、自分の免疫系とは大きく異なる免疫系を持つ男性の体臭をとても好む**ということが判明した。その違いは、主要組織適合遺伝子複合体（MHC: major histocompatibility complex）という100ほどの遺伝子にあった。MHCは、免疫系に病原体などの異物を認識させるよう、タンパク質をコードする。この遺伝子は、においの嗅ぎ分け方を決め、免疫系の構成を定めるという、2つの役割を果たしている。

自分とは異なる遺伝子変異を持つ相手との交配は、より多くの感染症に抵抗力のある子孫を生み、生存の機会を増やす。女性は最適な遺伝子を念頭に置いて、文字どおり「ふさわしい男性」を嗅ぎつけるのかもしれない。それはどうやら、遺伝子に書き込まれ、脳に組み込まれた完全に無意識の行動らしい。ちなみに、この嗅覚の能力は男性の場合はあまり顕著ではない。つまり、男性はおおむね女性ほどにおいに敏感ではなく、「ふさわしい」パートナーを嗅ぎつけることにあまり力を入れない、つまり、子どもを産み育てることに時間やエネルギーを女性ほど犠牲にしないと考えられるのだ。

避妊薬「ピル」は、ホルモンによって疑似的な妊娠状態を継続させることで、女性を一時的に生殖不能状態にさせるのだが、興味深いことに、ピルは先ほどの実験結果を覆すことがわかった。**ピルを服用している女性は、免疫系の構成という意味で、遺伝子的に自分と似た男性のにおいを好ましく思う傾向が高かった**のだ。基本的に、ピルを服用中だと遺伝的に近縁の男性、たとえば兄弟やいとこなどのにおいを好ましく感じると思われる。妊娠したら、自分や子どもを守ってくれる近縁の男性がそばにいればとても便利だからだ。他の研究でも、ホルモン避妊法は脳の配線を変え、彼氏の選択に影響を及ぼすと指摘されているが、そうなるとある問題が浮上する。はたして、ピルの服用を中止して妊娠した女性がパートナーに魅力を感じなくなる可能性はあるのか?

とはいえ、「彼女の男性の好みはそんな状況でがらりと変わるのか」と読者の皆さんがパニックになる前に、ひと言注意させてもらってもいいだろう。個人のMHCの特性（免疫系の重要な遺伝コード）は指紋と同じく唯一無二ということを考えると、ピルの中止が自分と似た特性の誰かの子どもをつくろうとする意味とは、とうてい思えない。

不安を除こうと、シカゴ大学の遺伝学者キャロル・オーバーは、アメリカ中西部の田舎にあるフッター派の4万人のコミュニティで調査を行い、各配偶者同士の遺伝的な適合性を調べた。

フッター派はある民族宗教グループで、信仰や実践はアーミッシュ〔訳注：ペンシルベニア州などに住む厳格なプロテスタントの一派〕と似ていないこともない。彼らは一門の者以外との結婚を禁じられているが、この非常に縮小された遺伝子プール〔訳注：集団の有する遺伝子全体〕の中でさえ、ほとんどの配偶者間の遺伝的な適合性は、子孫にさほど大きな脅威を与えるようには思えなかった。

複数の研究によれば、**遺伝的な特性が似通ったカップルほど長期にわたって惹かれ合うのが難しい**らしい。この話はピルの使用や、ピルを服用中の人との関係について不安をあおるかもしれない。たとえば「君たちは実はとてもよく似ていて、その情熱はさめる運命にあるんだよ」というふうに？　性的魅力が、将来の子孫の免疫系にある程度役立つのは間違いない。人生の大事な決断が意識的に制御できない力によってなされていることが、これですんなり説明できるのも確かだ。とはいえ、とりあえず「離婚ピル」に関する記事は無視しても大丈夫。どんな状況であれ、長期にわたって惹かれ合うのは容易ではないものだ。

どんなに時を経ても変わらぬ関係をつくる要因は、海の魚の数くらい、いくらでもある。つまり、それがMHCの姿なのだ。他人と深い関係になるのを恐れる「コミットメント恐怖症」の行動を説明する、最近の興味深い研究がある。テキサス大学の研究者らは10の異なる種——5つは典型的な一雌一雄のもので、残り5つは無差別に交配するもの——の脳組織を分析し、それぞれのグループで活動が一貫して抑えられるか高められるかする24の遺伝子をつきとめた。調査に人間は含まれていなかったが、それらの種には進化的に保存されてきた遺伝子の手口があり、それが子育てをするカップルを別れさせないのかもしれないと、その研究は示している。

恋愛初期の昂ぶりは、どうやら根元的な生殖への衝動の副作用らしい。研究によれば、恋に落ちる多幸感は次々と起こる脳活動の結果であり、それが、ある有望な前途に向けて生殖の関心を集中させることになるという。同じような複数の研究によれば、異性愛者の恋愛関係の典型的なライフサイクルはおよそ7年だという。つまり関係を築き、床をともにし、子をなし、幼く弱い子どもを育てる期間を入れると7年は十分な時間というわけだ。

だが、例によって安易な結論を出すのは間違いだ。これは種のレベルでは真実かもしれないが、個人のレベルに当てはめて、個人の、またはカップルの選択を説明できるものではない。生殖とは強い原動力で、人間が目新しいものを好む感覚に似ている。それはつまり、人は不倫をするように仕組まれているということか？　人間はそのような行為に傾きがちといえる（多くの人が経験していることだ）が、結局のところ、親愛の情という信頼の源も、人を動かすのだ。

人は長期的な愛のためにつくられているとも考えられる。脳は、ただ1人の人との親密な関係を持続させるよう進化してきた。定期的な報酬をもたらす親密な交流があれば、生き続けるには十分だ。研究によれば、自分たちは幸せな関係だという長年のカップルは、肉体的な面でも互いに夢中らしい。パートナーのことを考えるだけで快感系は活性化され、依存者が最適なドラッグを期待するのと似たような形で、脳はドーパミンによって発火する。

多くの神経化学物質は、情熱の発作を過ぎても関係を維持することに関わる。たとえば、パートナーにやさしく触れられると肌の神経終末が刺激され、脳の視床下部の領域に電気信号が送られ、そこでプロホルモン〔訳注：ホルモンの前駆物質〕のオキシトシンが放出される。

オキシトシンは個人間の結びつきに強く関与しており、特に母親と新生児との絆にはとても重要なものだ。前頭前野（意思決定に関わる領域）と辺縁系（モチベーションや感情、学習、記憶をつかさどる部分）の抑制性神経細胞を活性化する、アルコールと同じような作用をする強力な物質だ。抑制性神経細胞を活性化し、ストレスや不安を低下させ、社会的抑制に歯止めをかける。おかげで幸福感やくつろぎ感、信頼感が高まり、セックスの絶頂感に達する可能性は増す。実は、オキシトシンは、鼻腔用スプレーという形で夫婦療法に有効に利用され、親密感をもたらしているのだ。

だが、オキシトシンは甘美なものでも手軽なものでもない。甘ったるい「抱擁ホルモン」という名で呼ばれているが、カップルの結びつきを強めるだけでなく、部外者に対するなわばり意識や攻撃的な感情もあおる。これは、愛する人とともに身を隠し、世の中のすべてを無視しようとする、性交後の普遍的な本能が無害な形で表れたものだ。いとしい相手以外は誰も何にも目に入らないという、このロマンティックな感情はある程度はオキシトシンのせいなのだ。あまりそそられる話ではないが、オキシトシンは社会的な敵意の力学にも関与していることがわかった。オキシトシンは外部の者を犠牲にして、内集団に対する偏愛を強力に促すのだ。

もし、ロマンティックな愛や長年のカップルの絆がある程度は、脳内の快楽物質の放出によって生まれるなら、関係をうまく長続きさせるには意識的にどこまでのことができるのだろうか？　50年も連れ添い、いまだに互いのそばにいるのが楽しそうなすばらしい夫婦を見て、尊敬しつつも何か得るところはあるのか？　互いに与え合うドーパミンの一撃に、多少とも脳が頼っているのだろうか？

それができるくらい人間の脳は巧妙にできているという、畏敬の念をわたしは持ちたい。なぜずっと親密な関係でいられるかという謎はなかなか解けないが、わたしにとってこの知識は心強く、役に立つ。神経化学物質が長年の関係維持に重要な役割を果たしているとわかれば、自分たちの関係を健全にすることができる。パートナーとともに互いに楽しめる活動に定期的に取り組み、全力でその化学物質を放出させることができるだろう。その活動とはセックスかもしれないが、マッサージやハグ、すれ違う際の触れ合い、ちょっとしたやさしい行動でも同じように効果はあるだろう。研究によれば、パートナーに「今日はどうだった？」と尋ねて相手の話を聞き、共感のひと言を発するという、それだけの行動でも十分、絆の形成を促し、強めるという。まあ、当然のことだろう。

同性愛の性行動を神経科学でどう説明できるのか？

遺伝子を次代に伝え、異性愛の喜びを求めたいという動機についてはこのくらいにしよう。では、パートナー選択の決定的要因である出発点、「遺伝子の渇望」に簡単に結びつかない性行動についてはどうだろう？　同性愛について何かあるとすれば、神経科学は何を教えてくれるのか？

この疑問を呈するだけでも、行動研究、特に性行動の研究はイデオロギーの目的に使用されるリスクがあると認めざるを得ない。極端な社会保守主義者らは科学を利用して自分たちの意見を正当化しようとしている。それは、異性愛という「普通」以外の性的形態はすべて「異常」だという、好ましくないだけでなく欠陥のある意見だ。生物学者なら、どんな種にも見られる驚くほど多様な行動にすぐに慣れるだろう。わざわざいうまでもないが、すべての行動は一連の範囲のどこかに位置し、性に関しては特にそうだ。こんなことを強調する必要がなければいいのに、と思うが。わたしにとって、人間の性、いや人間の脳について「普通」とやらは存在しないというのは、あたりまえすぎる話だからだ。

それを明らかにした上で、性の神経生物学について非常に信頼できる情報源に目を向けよう。MRC分子生物学研究所の真新しい建物は、一部の人には「ノーベル賞製造工場」として知られている。わたしはそこで、ミバエの雄と雌の性行動の違いを研究している、グレゴリー・ジェフリースを訪ねた。先に断っておくと、ミバエの性行動から人間の行動の何かがわかるというのはとてもばかげて聞こえるかもしれないが、ミバエやマウスといったモデル生物の研究は、食欲の研究分野と同じく、この分野でも長年にわたってブレイクスルーを生んできた。単純に推定できないが、興味をそそる疑問を抱かせ、それを検証させるほどの類似性が、特定の脳の構造と機能にあるのだ。

グレゴリーは、ミバエが求愛行動をしている際に活性化する脳回路を詳細に示した。雄性フェロモンを感知させ雌に交尾を促す一方で、雄には逆に積極性を与える、3つの神経細胞配列をグレゴリーは分離した。ミバエにフェロモンを吹きつけて、どの神経細胞が発火するかを見たところ、脳のスイッチとして働くのは3つのうちの最後の神経細胞だと確定できた。そのスイッチは通常、雄でのみ発現する1つの遺伝子によって「コントロールされている」。他のハエの研究者らは遺伝子工学を用いて、雌のハエにこの遺伝子を発現させた。すると、雌は雄の接近に反応しない代わりに、他の雌のハエと交尾しようとした。ハエの性行動が遺伝子のスイッチ1つで変えられたのだ。ハーバード大学の分子細胞生物学のキャサリン・デュラック教授の研究室の科学者らは、マウスのフェロモンを感知する器官を操作して、同様の「性行動スイッチ」をつくった。

「ハエとマウスのフェロモンの作用はとてもよく似ており、哺乳類の脳の将来の研究では脳回路の二形性〔訳注：同一種で形・色の異なる2種があること〕のようなものが見られるのではないか」とグレゴリーは語った。「だが、人間の性行動はこれよりもっとずっと複雑で、社会的、発達的要因によって影響されるはずの、いくつもの神経制御の層を伴う。それでも、人間の大多数が異性のパートナーを選ぶという事実に遺伝子が寄与しないはずはない、とわたしは思う」。

複雑な行動がすべてそうであるように、1つの領域だけが性行動を「コントロール」しているわけではないだろう。また、性的指向に関わる遺伝子の特定にはまだいたっていない。何十年にもわたる研究は、もしそんな遺伝子があるとすれば、どの遺伝子が雄もしくは雌の同性愛と関連しているのかを、つきとめようとしてきた。それらの研究について徹底的に調べれば、かなり矛盾する、おおむね決着のつかない結果を見るだろう。

それでもやはり、ミバエやマウスと同じく人間の性的指向も、神経生物学的要素があるかもしれないという証拠はいくつかある。男女ともに同性の年上のきょうだいの数には、同性愛と正の相関が見られた。つまり、ある男性が同性愛者である確率は、兄の数が増えるごとに33%

増加するのだ。だが、それは生まれつきの特性のせいなのか、それとも同性の年上のきょうだいがいるという生活体験から、何らかの形で習得された行動なのだろうか?

同性愛は、成長中の胎児の脳に母親の免疫系の反応によって刻み込まれるのではないか、という研究者もいる。男性のデータのほうが多いのだが、男性についてはこんな仮説がある。それぞれの男の胎児は、母体の免疫反応を引き起こす。それは、母の体内で産生される男性ホルモンが「異質のもの」とみなされ、それを攻撃するよう指令されるからだという。次々と息子を宿す母体はよりすばやい免疫反応を開始し、男性ホルモンのテストステロンの産生を減らして胎児の脳を「女性化する」好機を、最大限に活かす。同性愛者を自認する人との関連性を示すのが、このテストステロン産生の低い値なのだ。

この研究は推測の段階で、確実にすべての同性愛の例を説明できるまでにはいたっていない。そもそも、きょうだいの中で一番年長だという同性愛の男性はたくさんいるし、このメカニズムは女性の同性愛の要因にはなりにくい。女性の胎児は、母体の免疫反応をそこまで強烈に引き起こさないからだ。

ミバエの性行動の神経基盤を調べたグレゴリーの研究は、次のことを丹念に説明している。少なくともこの種については、生物学的性と配偶行動に変わらぬ整合性があるように見えるが、結局それも脳内の回路によるものだ。だからといって、そこから推定して、人間の同性愛の神経基盤の理解に近づいたとまではいえないだろう。

今のところ、性に無関心な「アセクシュアル」の脳の研究はごく初期の段階だ。アセクシュアルをどう定義するかについては、さまざまな見解がある。ブリティッシュ・コロンビア大学のロリ・ブロット准教授は、複数のボランティアの協力を得て研究を行った。彼らは自らをアセクシュアルと説明するが性欲はあり、誰ともそういう行為をしたくないだけという。

生物学的指標となる行動を探した結果、対照した異性愛者と比べて彼らの左利きの率はおよそ2・5倍だということがわかった。また彼らは胎児の頃、子宮内にいた期間が通常とされる40週間を超えるか、もしくは40週に満たなかったという傾向があった。この発見により、のちにアセクシュアルになる一因となりうるのは初期の神経系の配線の違いだと、ロリは考えている。

性行動への関心の薄さは、個人の生活では長年のものというより、特定の状況から起こる一時的な問題であることが多い。その理由は病気やトラウマを始め、赤ん坊が生まれたからとか仕事のストレスで、といったもっとマイルドな事情までさまざまだ。それでも、それらの背景要因には、セックスへの欲求に強く影響する神経成分がある。結局、性欲とはある意味、神経化学的現象なのだ。

複雑な相互作用を起こす性的行為には、脳と身体の間での複合的な神経化学的作用が必要ということは、まず異論のないところだ。たとえば、ドーパミンやエストロゲン、プロゲステロン、テストステロンは興奮の役割を担うが、一方でセロトニンやプロラクチンには抑制性がある。こうした神経化学物質の個々のレベルは、ある程度まで遺伝的性質によって左右されるかもしれないが、環境的なトリガーにも反応するのだ。

だから、息子が生まれてから長い間、わたしは誰ともセックスする気にならなかった。たとえ、運命の女神がわたしを悲劇のヒロインに仕立て上げ、そこでライアン・ゴズリング〔訳注：純愛映画『きみに読む物語』で主演した俳優〕と出会えたとしても、わたしは彼にお茶を1杯出しておしゃべりするだけだろう。授乳期間中の体内では、乳汁分泌ホルモンのプロラクチンの値が高く、性衝動は抑えられていた。息子が誕生して慢性睡眠不足の最初の1年のうちに、もし「セックスのことを考えてください」と言われて脳スキャンを受けたら、わたしの扁桃核はドーパミンが側坐核へと押し寄せるような楽しい連想ではなく、恐怖反応によって発火したのではないかと思う。意識的にも無意識的にもわたしの能力は、生まれた子どもの世話をすることに集中して向けられていたのだ。

異性愛者以外の神経基盤の研究はまだ始まったばかりだが、生殖のためにしろ楽しみのためにしろ、あらゆる形の性的関係は、脳の回路と、数十万年もの時を超えて磨きをかけられた本能によって駆り立てられている。セックスとは、人と理性に基づかない衝動とを最も密接に結ぶ行動の1つだが、それは決して潜在意識の動機に「ただ単に」関わるだけではない。人は、性行動を「許容できる」規範を確立している実生活や社会規範という背景の中で、十分に意識のある部分を持ちながらそれに携わる。

イギリスでは1967年まで、男性同士の同性愛行為は犯罪と見なされていたが、現在では広く受け入れられている。新しい養子縁組の権利や体外受精の飛躍的進歩のおかげで、非標準的な家庭が生まれる可能性が見えている。女性から男性への性転換者が増えれば、彼らの出産もあるだろう。人口がますます増え、地球の人口収容能力を超えるかもしれないという意識とともに、財政難や生殖の「必要性」について改めて考えさせられる人も多いだろう。

だから、セックスはどんな形でも、またしなくても、ある意味、社会的な起因を持つ。一般に認められた規範や外圧は、生物学的に深く根づいた欲求と戦うかもしれない。それらの要因の影響を正確に解き明かすのは今のところできないが、確かにいえることは、**人それぞれの人生で最も尊い面は、普遍的な性の必要性に由来する**ということだ。恋に落ちたときに経験する肉体的な切望、愛する者を育て守ろうとする強い衝動、愛の絆を脅かす者への嫉妬の混ざった敵意、生きる上で必要なこれらの心の状態はすべて、強い神経化学的活性の結果であり、それが時間とエネルギーを性行動と子育てに注ぐよう、何千年にもわたって人間を動かしてきたのだ。

生物に組み込まれている、驚くべき子育ての本能

セックスと同様、子育ても社会的な積み重ねによって築かれた行動だが、その主たる動機は明らかに生物学的で先天的なものだという考えに、たいていの人はおそらく満足するだろう。どんな動物でも生殖に成功すれば、その子孫は性的に成熟するまで育てられ、今度は彼らがその貴重な遺伝子を伝える番になる。親が子に感じる愛情はある程度は、その子が生き抜き、生殖をするのを見たいという願いからあふれるものだ。

実は、親子のパラダイムは特に役立つプリズムなのだ。そのプリズムを通して、人は愛という概念を、無意識に駆り立てられる定められたものと考える。だから、愛情とはある意味、性行動と生殖の両方に結びつく先天的動因の副産物だと、ごく明快にわかるのだ。おおむね(例外もあるが)、人は自分の子を育て、愛するように運命づけられているが、その子どもは愛情を返してくれるかもしれないし、そうでないかもしれない。

新米の親に子を育てる行動のスイッチが入るメカニズムを調べた、おもしろい研究がある。

マウスの雄はあまり「手を出さない」で「歯を立てる」親だという話がある。ややぞっとする話だが、雄は総じて生まれたばかりの子と出くわすと殺して食べる。おそらく、将来の競争相手を排除するためだろう。だが、性行動をしてから3週間後のマウスの雄は生まれたての子に出会うと、どんな子に対しても子育て行動を見せる。ハーバード大学のキャサリン・デュラックは短期間、雄が子の毛づくろいをし、子を口にくわえて巣に戻すことを明らかにした。

マウスの妊娠期間は――ご推察のとおり――3週間だ。雄のマウスの脳には体内時計があり、ちょうどその時期にいつもの攻撃性のスイッチを切って、代わりに自分の子と思われる者全員を世話するスイッチが入るように見える。マウスにはそれが自分の子か否かなどわからない。従来の核家族並みに、あるマウスのそばでずっと過ごしていたわけではない。雄は、マウスの子に出会うと（それが雄でも）、その出生時期が自分の前回の交尾と関連すれば、誰彼かまわず世話をする。このような突然の行動変化をつかさどる精密なメカニズムは、まだよくわかっていない。テストステロンの減少も含めて、性行動中のホルモンの放出が新たな脳回路を形成させ、子育て行動へと導くのかもしれない。

共食いでないのはありがたいが、同様の傾向は人間の男性にも見られる。**まもなく父親になる男性のテストステロンは3分の1減少し、妊娠中の女性では子育て行動と乳汁の分泌に関わるホルモン、プロラクチンは出産予定日の数週間前に大きく増える。**

子育てのような複雑な行動を指示する、時系列的なコントロールスイッチが脳にあると考えるとおもしろい。視点を親の愛という広いところから、母親の役割対父親の役割という細かい話に動かすと、大いに新鮮で興味深い。母親というものは生来、子孫に献身的に尽くすようにできており、一方、父親は生まれつき子育てに手を出さないようにできていると信じている人はいくらか存在するようだ。

そのようなステレオタイプはいろいろな点で役に立たないし、そんな誤った考えを補強する、もしくは覆すための証拠を探したがるのは学者だけではない。世界中のパブや家庭のキッチンでは、男性にとっての、同じく女性にとっての「あたりまえ」とは何かという意見は尽きることがない。平等社会を自認し、女性の大半が家庭の外で働く脱工業化世界にさえ、母と父の親としての役割については多くの文化的な懸念が存在するのだ。

性だけでなく、子育てについての本質的な議論には絶対に慎重になるべきだ。女性の役割、特に母親の役割についての社会保守主義的な主張を補強するために、神経科学が著述家らに利用されたことがあった。コーデリア・ファインは『Delusions of Gender（ジェンダーという妄想）』（未邦訳）というすばらしい著書で、その大半は誇張されたえせ科学だということを綿密に、時におもしろおかしく論証した。どんな分野であれ、神経科学の誇大広告に懐疑的な人なら見逃してはならない1冊だ。

ファインが引用しているある研究は、必要が発明の父であることを示している。ラットの雄は通常、子どもの世話を率先してやることはないが、ラットの雄と生まれたばかりの子をケージに入れ、世話をする母親がいない状態にすると、雄は子育てや毛づくろい、さらには巣づくりまで完璧にできることがわかる。そこにいたるまでには数日かかるが、ほどなく雄はまるで子の面倒を見るために生まれてきたかのごとく、赤ん坊に寄り添う。

ファインはこう述べている。「通常、父親が育児をしないような種でも、雄の脳には子育ての脳回路は存在します。ウィリアム・シアーズ〔訳注：育児書の著者として有名な小児科医〕の保育マニュアルに助けてもらわなくても、雄のラットが子育てに目覚めるのなら、人間の父親にはかなり期待できるのではないかとわたしは思います」。

どちらの生物学的性においても、子育てとは、愛情といつくしみを高める、奥深い先天的動因に由来するようだ。遺伝子もホルモンも環境もすべて重要で、それらをまとめて評価しなければ、行動について信頼に足ることは何もいえない。**ラットの雄は父親らしくないが、環境的制約によってやむにやまれぬ場合、その環境は、行動変化につながる神経回路を活性化するホルモンの引き金となる。同様のスイッチはマウスの雄にもあり、父親の養育行動を起こすが、その場合の引き金はタイミングだ。**広く受け入れられる考え方に目を奪われているのはとても楽だが、そうでなくなればもっとおもしろい。

ラットと同じく人間にとっても、愛情とは神経化学的現象なのだ。それは生殖、それに報酬回路によっても動機づけられる。子を育てるのは生き残りに必要なだけでなく、深い喜びでもあるのだ。

喜び、個性、そして社会脳

さて、話題を1対1のロマンティックな関係や子育てが結ぶ絆から、友人同士や血縁関係をつかさどる力学に移そう。社会構成の根本と考えられる愛情の形について、神経科学は何を語るのだろうか？　恋愛にのめり込む気持ちと部外者への敵意の両者をオキシトシン産生に絡めた研究は、神経とホルモンの活性化を社会的絆に結びつける、驚くべき洞察だ。

人は共同体の中で緩い社会的なつながりと並行して、親しい友人同士の小さなグループをつくる。その能力はどのように発達したのかを、わたしはもっと知りたかった。内気で内向的な人も含め、たいていの人には複雑な社会をわたっていくための能力があり、その機能はやすやすと無意識に働いているようだ。ということは、あらゆる関係はある程度は、喜びや報酬、動機と関わる脳深部の機能に頼っているのだろう。

わたしは、オックスフォード大学で社会脳を研究している、進化心理学のロビン・ダンバー教授と話をした。**どのように――そして大事なのは、なぜ――生物学的に、人間は愛情や思いやりを交換しようと動かされるらしいのか、そして結局、それは種としての進化をどう助けるのか、**ということをロビンは探っている。出窓から春の陽光が差し込むリビングルームでロビンは話をしてくれたが、その生き生きした声や、輝く表情から彼の研究テーマへの情熱がうかがえた。

人を幸せにする友情の恩恵についてロビンはよくわかっており、「友情は健康と幸福に影響する、最も重要な要因だ」と断言する。人に愛情を感じ、人と関わることは、基本的にいいことだ。このテーマでのお気に入りの研究について、ロビンは教えてくれた。心臓発作のあとの回復の良し悪しを最も正しく占うのは、1日20本の煙草をやめることでも、コレステロールたっぷりの揚げ物を毎朝食べる習慣を絶つことでもなく、支援の輪や友情の力だというのだ。**ハグなどの愛情あふれる身体的触れ合いや気づかいの表情、笑い声などはすべて、エンドルフィンの産生を増やす。エンドルフィンは免疫系にプラスの効果があり、回復を早め、気分をよくするだけでなく感染への抵抗力も高める。**

「友情とは脳に築かれた自己防衛のメカニズムなんです」とロビンは説明した。「困ったときには友情に助けられますが、友愛の縁は、それが必要になる前に結ばれていなければなりません。それにはエネルギーがいります。友情を結び、それを維持するには認知的に負担がかかります。だが、友情はその投資に値するはず。時には、当座の自己満足よりも、友情やコミュニティに価値を置くべきなのです」。

人間は眼窩前頭皮質（脳の一部で目のすぐ裏にあり、衝動を抑えたり感情を処理したりする）を発達させつつ、自分の支えとなる友情を築き、育むことで、将来を計画する能力を進化させた、とロビンは考えている。人間の眼窩前頭皮質が比較的大きいことが、種としての進化の重要な土台となったというのだ。大事なのはそれ自体の処理能力ではなく、広く複雑な人間関係の網を巧みにくぐり抜け続ける能力のほうだ。

ロビンは自ら提唱する「**社会脳仮説**」を種ごとに分析し、哺乳類、特に霊長類の脳のその領域の相対的な大きさが、社会集団の大きさと相関することを確証した。その最たるものが人間で、ロビンによれば、**平均150人くらいが、人が安定した社会関係を維持できる人数**だという。これは「ダンバー数」として知られるようになった。認知限界とされるこの規模を超えるコミュニティだと、社会動学に適応させるには、より秩序だった規律が必要になる。ロビンは、「ダンバー数は、少なくとも年に1度は何とか接触できるだろうという人数だ」と説明した。

もちろん、この数字に変動の余地はある。どんな行動にしろ、社交性の度合いには幅があるし、そこがまた、この研究のおもしろいところだからだ。個人の眼窩前頭皮質の大きさは、社会的ネットワークの規模を高い精度と感度で予測する。どうやら、**世の中には2つの異なる社**

交の気質があるようで、それに関連して2つの異なる脳の姿があるらしい。

ある人たち（「外向型」と呼ぼう）は比較的大きな眼窩前頭皮質を持ち、それに応じて幅広い社会的ネットワークに加わっている。彼らは個々の関係にあまり時間をつぎ込めないので、やや質を犠牲にしているように見える。自らを薄く引き伸ばし、余力は大きなネットワークの維持に費やすようだ。もう一方の人たち（「内向型」と呼ぼう）の社会的ネットワークはより小さいだろうが、その中の個々の交友はより強く、信頼できるものだ。一般的に、人はこのどちらかの側に寄る傾向にあるが、どちらであろうと、時間を費やして友情と団結を育むことは、脳内化学物質という点で報酬が得られるものなのだ。

異なる社交スタイルは、種全体として益する社会構造を支えている。**内向型が形成する、より親密で小さめのグループは社会的一体性の中で安全地帯をつくり、外向型は派閥間に橋を渡し、意見交換を促し、「エコーチェンバー現象」〔訳注：閉鎖的空間内でのコミュニケーションを繰り返すことよって、特定の信念が増幅または強化される状況〕を防ぎ、まったく異なるグループ間の情報や発想の交流を進める。**どうやら、わたしたちの進化の成功の鍵となる要因は、この社会的行動の違いを受け入れる度量にありそうだ。緊密な関係を築き、困難なときは互いに支え合おうという種としての潜在力は、新しい情報を処理し、さまざまな考え方を受け入れることもできる。それが効果的な集合意識をつくり出すのに肝心なのだが、これについてはのちの章で、信念体系をつくる神経基盤を明かす際に見ていこう。

友情と社交のタイプの成り立ちを研究すると、人の社会行動を支える6つの重要な神経化学物質の存在が見えてくる。それは、β－エンドルフィン、セロトニン、テストステロン、バソプレシン、オキシトシン、そしてわれらが友ドーパミンだ。**この6つは社会脳のネットワーク内で複雑に相互作用する（その多くは性行動関連でも登場している）が、かなり大まかにいうと、ドーパミンは意欲と報酬の高揚感を与え、エンドルフィンは社交のくつろいだ面として、心地よい満足感を与える。**

どういう場面でβ－エンドルフィンが活性化して脳が発火するかを知ってから、ロビンはその役割に特に興味を持ったという。その場面とは、人と一緒に笑う、ハグする、歌う、話をする、ダンスをする、そろって運動する、というものだ。すべてソーシャル・インクルージョン〔訳注：社会的に弱い立場にある人々を排除・孤立させるのではなく、ともに支え合い生活していこうという考え。社会的包摂〕や社会的一体性の感覚を強める活動だ。「なかでも歌は最高」とロビンは言う。「1時間、集まって歌うだけで、まったく知らない者同士がその後、互いに身の上話をするようになるんです」。

おそらくこうしたことが、密集するが見知らぬ人ばかりの都市で、マラソンやトライアスロンなどの集団での運動がこれほど人気となった理由ともいえるだろう。肥満の蔓延に匹敵する孤独の危機に人は苦しみ、それが健康で安心な生活に潜在的影響を及ぼすとすれば、この研究の持つ意味は深い。ちょっと想像を働かせれば、おはなし会や地域での歌の集いは公衆衛生の手段、いやそれどころか和解のテクニックとしても、企画することはできるだろう。

おもしろいことに、**極端に社交的な人はあまり社交に積極的でない人に比べて、眼窩前頭皮質のβ-エンドルフィンの受容体が多い。**ロビンの推測によれば、このエンドルフィンを引き受ける「口」を脳にたくさん持って生まれると、その「口」を埋めてぐんと喜びを得るには、より多くの社会的な刺激――多くの友人――が必要になるのではないか、というのだ。もし、受容体の数がほんの少しであれば、少なめの社会的交流でも同等の満足を得られるわけだ。

さて、集団の中の個人の数と、交友のスタイルがほとんど運命づけられているのなら、友人を選ぶ際の基準についてはどうなのか？　それもまた、人が制御できない要因によってすでに方向づけられているのか？　ロビンは、それぞれの交流は商品のバーコードと同じで、手がかりとなる特徴を表示しているのではないか、と考えている。それは主に言語の使用によって活発になり、交流する相手から「スキャンできる」ようになる。**他者と共通する特徴が多いほど、大当たりのポイントカードを引き当て、親密な交友関係を結ぶ可能性は増える**のだ。

どこでどのように育ったか、教育経験、趣味や関心事、世界観、ユーモアのセンスといった互いの要素はすべて、会話を通じてスキャンされる。予備情報の大半は「方言」、つまり自己表現の仕方を通じて開示される。これによって交流相手は、この関係を固めるのに時間を費やす価値があるか否かを値踏みすることができる。このプロセスはもちろん、双方に働く。相手の世界観が自分のものとひどくかけ離れていれば、理解し合うまでには精神的なエネルギーを大量に使うだろう。だから、人は皆、常にそれを見極めようとしているのだ。だとすると、最初の交友関係はたぶん、いつのまにかなくなるだろう。この効率的なメカニズムは基本的に、出会った人が味方になりえるかどうかを判断するための、大量の時間と認知エネルギーを省く。そして、すべては潜在意識のレベルで起きる。だから、他者を評価する際にバイアスがかからない人はいないということは、覚えておいてほしい。

友情を結ぼうとするのはごく一般的なことだが、自分と似たり寄ったりの人だけに関心を持つようにはならないほうがいいと思う。あとで述べるが、何といっても、人は初めてのわくわく感を探すようにできているのだから。友人間での同一性を好むという一般的な傾向は、生殖のパートナーを見つける際の基準とは対照的だ。たくましい免疫系を持つ子孫をつくろうとする先天的動因は、最近の研究によって証明されている。免疫系には、健康の転帰に関わる重要な役割があるのだ。たとえば「炎症を起こした脳」という仮説は、うつ病の一因は、欠陥のある免疫系によって引き起こされた脳の炎症かもしれない、というものだ。遺伝子の存続という意味では、免疫系の恩恵は明らかだ。

性行動よりもむしろ社会行動のほうが、免疫系機能との関連は説明できる。ひどい風邪やインフルエンザ、胃の病気にかかったときにゆううつになるのは、ほぼ万人共通の経験だ。免疫系がせっせと病原体を撃退しているとき、気分が落ち込むことはよくあるし、普通は社交的な交流を制限したくなるものだ。1日か2日、羽ぶとんにくるまっていれば、接触する集団に病原体を広めることはない。身体と脳の組織は、種全体にも個人にも等しく益するように、驚くべき度合いで（そして無意識に）協力して働く。遺伝子と行動、生殖、適応度、社交性はまたしても密接に結びつくようだ。

社交性は、連携して働く複雑なメカニズムの結果のように思える。要するに、将来を計画する能力に頼った「保険」だ。幸運なことに（それに要する時間とエネルギーの量を考えると）、完全に意識的な努力は必要ない。うまくいく関係は信頼と助け合い、恩義の上に成り立ち、またそれによって、新たな着想や展望を得るものだが、関係を構築するのは重労働だ。それでも、それは個人にとっても、その集団や種全体にとっても有益だ。まさにそれゆえ、人には緊密な社会的交流を大切にし、社会的排除を恐れるような遺伝子が組み込まれているようだ。

カリフォルニア大学ロサンゼルス校のナオミ・アイゼンバーガー教授とその同僚のメアリー・フランシス・オコナーは、**社会的排除が脳に与える衝撃は肉体への強烈な一撃と似ていることを発見した。**「社会的愛着のしくみは肉体的な痛みのしくみと抱き合わせになっており、確実に人を他者と強く結びつける」。このメカニズムは、「心が傷ついて死にそう」という昔ながらの言葉を説明するのに、つい引き合いに出したくなる。**恋人や伴侶、親友との別れや絶交の悲しみは、ストレスホルモン放出の引き金になり、人が耐えられないほどの程度と時間にわたって、疼痛伝達経路を強く活性化する。慢性的な孤立や孤独は、病気や死亡の増加に大きく関係している。**先ほどの傷心の話も、単なる比喩ではないかもしれない。

孤立を好む「非社交性」の生物学的意味とは？

だが、さまざまな社交性の度合いを見ると、社会的交流に無関心な「非社交的な」人たちがいる。ここでは、社会的要求にあえて敵意を持つ人や、自閉症などと診断され、社交に無関心だったり、何とか人づきあいをしようと苦心したりする人たちについては語るつもりはない。わたしが念頭に置いているのは、あえて自分の時間の大半をひとりで過ごすことを選び、社会的接触の喜びに興味がない人たちだ。「人間は愛情や絆という喜びを求め、社会的な接触を探し出すようにできている」と示唆する研究が続々と現れているのに、そこから外れたこのような行動を、どう説明すればいいのか？

コミュニケーションや報酬、社交性は生来、わたしたちの種に組み込まれて（そしてひどく絡み合って）いるという考えと「非社交的な人」との関係を調べるために、ミツバチの群れの行動を探ってみたい。少し我慢して、おつきあい願いたい。イリノイ大学ゲノム生物学研究所のジーン・ロビンソン所長に、話を聞いた。彼の研究室では、セイヨウミツバチの遺伝子活性と社会行動の関連を調べている。

「ソシオゲノミクス」は新興の研究分野で、個々の社会的要因（ストレス、葛藤、孤立、愛着など）がなぜ、どのように人の脳内のゲノム活性に影響を及ぼすか、そして、それはどのように感情を形成し、社会行動を起こさせるのかを調べる分野だ。つまり目的は、環境がどのように遺伝子を活性化させるのかを理解することだ。だが、はたしてジーンの研究は人間にも関連するといえるのだろうか？　ミツバチと人間は本当に比較できるのか？

ジーンはわたしの質問に高度で技術的な答えはいっさい省いて、間髪を入れず平然と「単純に似ているとするのは問題です」と認めた。「だが、ミツバチの脳にはキノコ体と呼ばれる領域があります」――キノコ体だなんて、生物学会の「変な名づけ大賞」の有力候補だ――「キノコ体は社会的刺激に反応し、オクトパミンという神経化学物質を受容するのです」。オクトパミンは人のドーパミンの無脊椎動物版で、同じく快楽の仲介に関与していることがわかっている。

さて、社会的一体性や個々の報酬における言語、つまりコミュニケーションとその役割の話に戻ると、ミツバチは尻振りダンスによる「会話」をしており、それによって餌のありかまでの距離や方角を伝え合っている。ミツバチにコカインを投与すると、オクトパミンのシステムが活性化されてダンスが激しくなることを、ジーンは発見した。

コカインを与えたミツバチに最低限度しか糖分を含まない花の蜜を吸うように仕向けると、そのミツバチは巣に戻って、その餌場のことを絶賛する。ここに、人とミツバチの驚くべき類似があるようだ。まるで、コカインに酔ったミツバチはその餌がすごくすばらしいと思い、そのニュースを仲間に広めようとするかのようだ（わたしはこの社会的影響が気になってしかたがない。このニュースは、実際はさほどいいものではないからだ。この情報で仲間を振り回したミツバチに、名誉挽回のチャンスはあるのだろうか？）。まあ、こんな思いは脇に置いといて、この研究は、個々の報酬系の機能とコミュニティ全体としての利益確保とをみごとに結びつけている。

ジーンの研究で2つめにおもしろい発見は、どこの群れにも、まったく社交的でない少数のミツバチがいるということだ。彼らは女王バチが死んでも、テリトリーに見知らぬハチが侵入しても無反応。ジーンはこうしたハチのキノコ体における遺伝子発現を測定し、およそ1000の遺伝子が異なる形で発現していることを見つけた。また、それらの遺伝子と、人間の似たような社会的特性の欠如に結びつく遺伝子との間に、統計的に有意な部分的重複も発見したのだ。「ここで軽々に比較をしようとは思いません」とジーンははっきり言った。「ミツバチは人間の小型ではない。人間はミツバチの大型ではない。だが、両者には社会脳を示唆する分子レベルに、類似性があります。社会脳は、進化のさまざまな枝分かれのいくつかの場所で発達し、似たような回路基板を用いて、似たような行動に関わっているのです」。

おそらく社交に反応しないミツバチは、それに相当する人間と同じく、群れの中で非常に特異な利点として働いているのではないか、とジーンは推測した。たとえば、感情を乱されるような災難に見舞われた場合、社会的影響に左右されない穏やかで安定した少数派は、将来の世代の可能性を高める、標準的な個体として存続することができるだろう。

この章で見てきた、愛という壮大なパズルを解く鍵となりそうなのは、未来の世代だ。彼らを生み出し、育てれば、必ず機能して成長する群れができる。前章では、受胎よりもずっと前に起こった物事によって、どう食欲が形成されるかを探ってきた。この章では、性行動とその派生物――人の感情――が、すべて将来に関わるらしいことがわかった。

これらが意味するのは、わたしたちは個人としては単なる伝達器のようなもので、つまりある時期に命をまっとうする生物マシンで、(潜在)意識の中で種の利益を重視して行動している、ということなのか？　新興の神経科学研究はまさにそう言っているようだ。挑戦的に感じるかもしれないが、このことは、それぞれの人生の特定の物事への自己中心的な愛着を捨てるチャンスを与えてもいる。

「夢のような愛」という魅惑的な感覚は、脳の化学物質の活性化による影響だというふうに考え直したとしても、長年変わらぬ「本物の愛」を貫くことも決して不可能ではないとわかった。さらに、人間は他の種と同じく、愛情といつくしみを求め、与えるように仕組まれているという、励みになる発見もあった。この最後の点は、次に慈悲の神経科学が社会に与える影響を考えるときに、重要な関係があるだろう。

第5章

認識する脳

現実は意識の中でどのように形成されるのか

脳は運命づけられた一連の能力をもたらし、あらゆる状況に反応する。脳は環境との相互作用を指示し、その相互作用の結果として思考や感情が生まれ、そこからできる新たな神経経路によって、今度は脳が形づくられる。前章では、親密で情緒的な生活における脳の役割を見てきた。脳の特徴によって社会本能がどう動かされるか、そして、それが個々の人格と、集団的な関係の発生の両方にどんな役割を果たしうるかを見た。この章では、**抽象的なレベルまで踏み込み、脳という物質とそれが処理する生活体験との間のフィードバックループが、どのように刻一刻と、そして日々、年々、起きているのか**を見ていく。

脳は常に、多種多様な時間枠で動いている。靴ひもの結び方やピアノの演奏を習得したり、他人の妙な行動を読み解いたりといった、人生のさまざまな場面で意識していることがある。一方、目が覚めている間、秒単位や1000分の1秒単位で、次々と無意識に処理されるものもある。脳は絶えず周囲を認識し、そこから理路整然としたモデルをつくらなくてはならない。そうやって、人は生きていくことができるのだ。それは驚くほど複雑な仕事だが、おかしなことが起こらない限り、まず人はそれに気づかない。脳は五感を介して受け取った信号を解釈し、それを用いて現実のバージョンをつくり出し、人はその現実の中で動くことができるのだ。

このプロセスを少し詳しく見ていこう。認識は、単純であろうと複雑であろうとすべての信念体系を築く基礎であり、信念とは、特有のものに感じられるかもしれないが、人が持って生まれた生物学的制約の支配下にある。すでに考察してきた、いわゆる低い認知機能と同じことだ。のちほど、具体的な信念体系における神経科学について、宗教や政治も含めて考えていくが、今は、自分自身の現実を脳がどう組み立てるのかに焦点を当てていく。そこが、基本的にあらゆる信念（考え方）というソフトウエアを起動させるプラットフォームだからだ。

「空は青いと思う」といったいかにも普通の話から、「神の存在を信じる」などの深遠な信仰まで、真実だと思うことのすべては、自分以外のものを認識する脳のメカニズムによって決まる。その対象が物理的なものであれ、誰かの意見であれ、脳はそれに意味を与え、反応を決める。決断や協調、創造、発明、仮定はすべてそこから生じている。意識や人格、人生の成り行きはすべて、結局は、満足できる現実のバージョンをつくり出す脳の能力なのだ。

現実はオーダーメイド

「バージョン」という言葉は重要だ。なぜなら、今後見ていくとおり、客観的な現実など存在しないからだ。物質世界が存在しないという意味ではなく、この地球上の1人ひとりは少しずつ異なる形で世界を認識しているということだ。誰もが、個人の脳の特徴や独特の歪曲、もともと備わっているフィルター、認知バイアスのおかげで、独自のオーダーメイドの「現実」を生きている。世の中に対するあなたの認識は正確な「スナップ写真」ではなく、単なる主観による幻影であり、これまで見てきたものに基づいている。

「The Dress」という例を挙げよう〔訳注：Dressgate（ドレスゲート）とも呼ばれる〕。これは2015年にネット経由で大騒ぎとなった事例だ。娘の結婚式に着ていくドレスを買いにきた女性が、携帯電話でそのドレスの写真を撮って、意見を聞こうと娘に送ったのだが、それは瞬く間に噂のドレスとなる。そのドレスが何色かが、母娘で一致しなかったのだ。一方は「黒とブルーのストライプ」だと言い、もう一方は「白とゴールドのストライプ」だと言う。結婚間近の娘は、自分の認識が母と違うことが信じられず、その写真をソーシャルメディアに投稿し、意見を求めた。すると1週間のうちにドレスの色をめぐって激しく反論し合う、1000万以上のつぶやきが寄せられたのだ。

この認識の違いはまったくおかしなことではなく、主にそれまでの経験と予想が背景にある。早起きの人は色覚を自然光に合わせやすく、そのドレスが白とゴールドに見える可能性が高い。黄みがかったライトの下で画像を見る、夜更かしの人はドレスを黒とブルーだと認識しがちだ。個人の現実感は構築されたものであり、人それぞれの経験の差が大きい現実では、違いが出る可能性は高い。**日々の経験は、常に五感から脳に殺到する幅広い情報の解釈の仕方によって、**

形づくられている。そして、その情報は世の中に対する、その人独自の「事前の理解」というレンズを通して処理されるのだ。

ごく単純に考えると、どんな状況を与えられても、人は自分の期待に沿うようにそれを見がちだということになる。その姿勢は評価や意見を補強し、自分の現実が自分の世界観と一致し続けるように、将来の認識を形成するフィードバックループとして作用する。世界の人口は70億人以上なので、つまりは70億以上の違った現実があり、それぞれの現実は独特の100兆の脳の神経細胞結合によって、魔法のようにつくり出されているのだ。

さらに信じられないのは、**あなたの世の中の認識、つまり非現実の現実は実際にそれとの関わり方をあなたに指示する**ことだ。それは、どのサンドウィッチを昼食に食べるかといった日常のことから、大学に復帰して子どもをつくるかどうか（もしくは、復帰するか子どもをつくるか）ということまで、あらゆる決断を形づくる。あなたに関わるあらゆることは、脳の物理組成と過去の経験との相互作用によってつくり出された、独自の幻影に基づいているのだ。

この章では、軽々しく「現実」と呼ばれるものをつくり出す、大量の作業を理解するために、統合失調症の人を苦しめる妄想だけでなく、認知の錯覚について、また幻覚剤の影響についても見ていこう。認識という業務は数多くの認知機能の基礎であり、脳が意識と人格をつくり出すしくみを調べるプリズムとなる。

ファイリングの欠陥

ここでまずつかんでおきたいのは、たとえ神経障害や精神障害を患っていなくても、わたしたちの世の中の認識は、独自の生活体験ゆえにきわめて個人的ということだ。そればかりでなく、種全体にわたる脳の情報処理方法の欠陥のせいで、そもそも不完全でもある。脳には日常的に周囲に対して役立つ理解をまとめる能力があるが、必ずしも完璧に仕事をこなせるとは限らない。膨大な規模の任務に対処するには、手っ取り早い方法が必要だ。その近道がミスを招く。

しかしなぜ、すばらしく精巧で強力なわれらが脳が、近似値を出すことで手を打っているのか？ もし、認識が本当に他の多くの認知機能のプラットフォームであるなら、正しく行うだけの価値があるはずだ。**なぜ、正確な現実ではなく、錯覚で手を打つのか？** 正確な現実のほうが、判断にひどいエラーを起こす可能性は低いのではないのか？

答えは、脳の多忙にある。脳は大忙しなのだ。認識は、脳が同時進行でやっている無数に近い任務のほんの一部だ。現実の使える「バージョン」を生み出すために、脳は目や耳、鼻、その他の感覚器官から入ってくる信号を、帯電したナトリウムイオンとカリウムイオンに変換し、それらを神経細胞に出したり入れたりする。その指令の結果、コネクトーム、つまり想像を絶するほど複雑で入り組んだ回路基板に起こる電気的な力は、速さにしておよそ時速250マイル（約402km）にもなる。

このプロセスは非常にエネルギーを要する。重労働を強いられることを考えると、脳がもっと楽をするために何らかの技が進化したというのも驚きではない。世に放たれるあらゆる信号を解釈し、いちいち細かく処理するにはさらに多くのエネルギーが必要になる。だから、脳は一部の情報を優先させ、他は無視するのだ。それまでの経験をフィルターにして、エネルギーを消費する大量の処理が必要なものか、それとも、（無意識に）直接「つまらぬもの」と書かれたごみ箱に入れるものかにふるい分ける。この情報のファイリングは処理中に近道をつくる。その近道は、くるくると変わる最新の世界観の形成に必要な、すばやい分析をする際に重要な役割を担う。

問題は、このファイリング・システムが絶対確実ではないことだ。**「認知の不具合」はよくあることで、欠陥はとてつもなく複雑な処理の、避けられない副産物なのだ。**健康そのものの人でさえ、そんなありさまだ。

あるシンプルな錯覚は、脳が生来の認識の近道をどうしても拒絶できないことを証明している。「ホロウマスク錯視」と呼ばれる、次ページの2つの画像の例を見てほしい。実は、右側の画像はマスクの裏で、左側は表なのだが、そうと知ったあとでも、両者ともに目、鼻、口が突き出した凸状の形だとあなたは認識するだろう。右側の画像の影が、これは裏、つまりへこんで（ホロウ）いることを示しているのだが。

形のパターンを顔にまとめようとするバイアスは、ほぼ万人共通のものだ。もちろん、わたしたちはこの世の中のいたるところで顔を見るのに慣れきっている。この予想のテンプレートは、脳深部の認識の回路に何千年にもわたって築かれた、あまりに強力なものなので、先ほどのような画像を見ても、人は影が与えるヒントを無視して、マスクの裏面を単純に顔だと思い込むのだ。

脳は認識するものについて、それまでの経験から憶測を立てる。それは生存に大きく役立つ大事なスキルで、そのおかげで人は、次々と入ってくる信号を受けながらも、過去の事例をもとに推論し、世の中を把握できる。

先ほどの錯視もまた、わたしたちがいかにさまざまな見方をするかを教えてくれる。個々の現実感は、その人独自の過去の経験の寄せ集めに基づいているからだ。人は人生で多くの総合的な経験をしているが――たとえば、ホロウマスクではない顔に囲まれているが――それは種全体に一致した見解を容易にもたらす。木とか顔とかいうありふれたものに言及するときに人が「意味する」もの、つまり「現実」と称するものは、基本的に個人がつくったものなのだ。そ

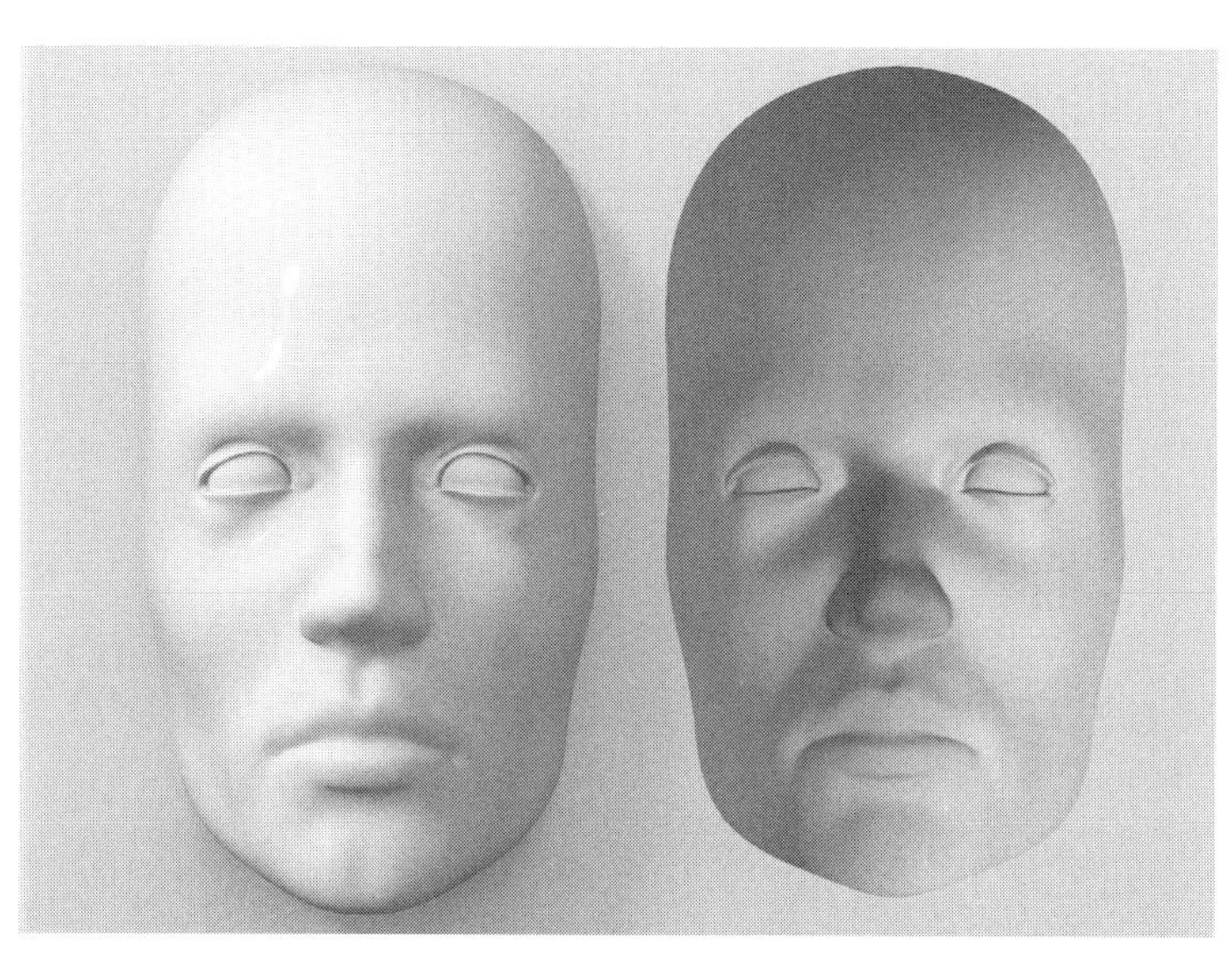

の一致した見解の中においてさえ、おのおのが無限の独自のバージョンを認識する余地がある。この世界できわめて個人的な認識を生んでいるのは、この独自のバージョンの組み合わせなのだ。

もう、驚かれないだろうが（願わくは、そうであってほしいが）、そこには、生来の脳回路と環境による習得との複雑な相互作用が存在する。現実の便利なバージョンをつくる仕事を楽にするために、脳は外界から何かを学ぶと、脳の回路基板を物理的に変化させる。知識を得ると、脳は細胞間の結合を変え、思考の新たな経路をつくる。すでに見てきたとおり、脳はこの柔軟性と活動力を生涯にわたって持ち続ける（もちろん、その程度はさまざまだが）。

しかし、（直観に反して）将来の情報処理

を制約するのは、この順応性なのだ。脳の神経経路は処理した情報を受けて変更されうるのだが、そのときの変更は「新しい標準」となり、将来、脳が情報を認識して処理する基盤をつくる。神経系のレベルでは、人は自分が期待するものを見たり、聞いたり、感じたりしがちだ。世の中への期待とは、それまでの経験の合計そのものだからだ。

感覚過負荷と信頼できない現実

ここまで、すべての人に影響する「認知の不具合」について見てきた。それらは進化がまだ解決できない、設計上の欠陥だ。人が実在の本質を理解する上でその欠陥は決して些末なものではないが、人はそれと共存できるし、また現に共存している。一瞬、不気味な感覚にどきっとしたという経験は誰にでもあるだろう。「暗がりに見える、あれは人の顔？　それともただの木の葉？」。だが、たいていの場合、人はその不具合に気づきさえしない。脳が現実感を調整して、その不具合に対処しているからだ。

残念ながら、首尾一貫したゆるぎない現実という幻をつくる脳の並外れた能力は、時にとんでもない間違いを犯す。たとえば、「統合失調症」と診断されている、全世界のおよそ2500万人の場合がそうだ。それは認知に障害がある状態（精神病）で、妄想や幻覚といった症状を伴う。そのため、患者は世の中について世間の見解とは食い違う、一連の確信を持って動き、しばしばその状況は自分にとっても他者にとっても苦しく不安定なものになる。

精神科病棟で働いていた時代に、統合失調症の人たちに出会ったが、その体験はわたしに大きな影響を与えた。認知と統合失調症について博士論文を書いたときは、その人たちのことや、のちに統合失調症と診断された、家族ぐるみでつきあいのある友人のことを考えていた。友人は数週間のうちに、自分の家、特に居間の奥に座っているときに、だんだん恐怖におののくようになった。殺人者が庭の植え込みに隠れて、自分を待ち伏せしていると信じて疑わなかったのだ。やがて、彼は地元のスーパーマーケットで異常をきたし、本人と周囲の人たちを守るために警察が呼ばれた。

統合失調症は、本書のいたるところでいろいろな検討を行う際の判断基準になる。広く研究されているため、一般にデータがしっかりしているのが理由の1つだが、その疾患がわたしの興味を引き、わたしを突き動かしているからでもある。それは幅広い症状を含む総称だが、特徴と神経構築を見れば、脳が情報処理を行う限界や、認知を支えるメカニズムがわかる。要するに、どのように意識が生まれるかを考えるのに役立つプリズムであり、生物学から哲学まで幅広い分野の専門家の興味をかき立てる疾患なのだ。

「ホロウマスク錯視」の例に戻ると、統合失調症の人は通常、この錯視の影響を受けない。彼らはあの画像を本当に、マスクのくぼんだ裏面として見る（この視覚トリックにだまされなかった人が心配するといけないので言っておくが、2つの顔が普通に見えなかったら統合失調症だという意味ではない。精神医学の診断はそんな単純なものではない！）。統合失調症の人たちも目で情報を集めているが、物事を解釈し、憶測を立てる「トップダウン」処理が変更されている。統合失調症と診断された人の脳を分析すると、学習や記憶、推理、適応性、高度な認知制御に関わる回路（海馬と眼窩前頭皮質）における結合が少ないことがわかった。また、これらの領域の電気的活性の速度も遅めだった。全体的に見ると統合失調症とは、過去の経験をもとにした情報をフィルターにかけ、その知識によって現在の経験の認識を助ける、一部のハードウエアの欠落といえる。

そのせいで世界は混乱の場となる。あらゆる感覚を通じて、フィルターなしの情報が脳になだれ込むのだ。統合失調症の人が基本的に示しているのは、誰もが持つ回路構成に、「無検閲」という欠陥のバージョンがあるということだ。その結果、彼らが世の中に対して根本的に信じていることは、種全体に行き渡る統一見解からはほど遠くなる。「空が青い」ということも、「庭の植え込みにいるのはせいぜい隣の猫くらいだ」ということも、わたしたちは無意識に決めてかかっているが、一方、統合失調症の人はそんなことはあるはずないと当然のように考える。創作でもでっちあげでもなく、ただまったく違う形で認識する世界を彼らは誠実に説明しているだけなのだ。

危険と認識した場所を恐れる反応は、絶え間ない信号の流入で負荷がかかりすぎたストレスの反映だろう。彼らの脳には、その信号を処理するハードウエアが不足しているからだ。統合失調症の人の脳は、生理学的な神経回路と生活体験との相互作用が破滅的なほど不釣り合いなのだ。過去の出会いから学び、ささいな物事の中から大事なものをろ過する能力が脳に欠けている以上、経験はほとんど役に立たない。

統合失調症はおおむね遺伝の問題だが、主な原因となるメカニズムは複雑だ。2018年現在で、180を超える遺伝子が発病に関わるとされている。そのほとんどは、脳の奥深くの神経回路の構築と維持を担当する。ある大きな遺伝子クラスターは、脳の接続を特に促すタンパク質をコードする。それらの遺伝コードは、精神の接続性を損なう欠陥タンパク質をもたらし、人が習得したり記憶したり、世の中を認識したりする様式を変え、現実の信頼できるバージョンの成立を阻む。統合失調症の症例のおよそ80％が、この危険な遺伝子の混合を受け継いだ人が、同時に環境要因にさらされたことが原因と推定されている。その環境要因とは、母親が妊娠中に感染症にかかったとか、本人がその後ドラッグを使用したなどだ（両者とも脳の回路基板の配線に悪影響を及ぼす）。

もちろん、精神病の症状は必ずしも統合失調症から生じるわけではない。また、必ずしも脳回路の基礎構築に関わる、危険な遺伝子変異と関連するわけでもない。免疫系が混乱して脳細胞の接続部のタンパク質を攻撃した結果、精神病になる人もおり、最近では「自己免疫性脳炎」として知られる疾患も見つかっている。

オックスフォード大学のベリンダ・レノックス教授はこの現象を研究し、患者の血液をろ過して脳を攻撃している免疫系の要素を取り除くという治療法を発見した。この治療法の試験は初期段階だが、すでに統合失調症と診断された初回エピソード精神病〔訳注：生涯において初めて明らかな精神病状態をきたした状態〕の患者のおよそ5〜10％は、この方法で救済できると評価されている。この治療は単に免疫系を正すことによって、妄想の引き金となる極端な認知の不具合を効果的に拭い去り、患者を孤立させない、より役立つ現実のバージョンへと認知を修復するのだ。

もう1つの知覚手段

統合失調症の患者が経験するのは、世界の実像についてベースとなる確信が崩れそうな極端な事例だ。幻覚剤（LSDやシロシビンなど）も現実を変更し、人に認知させる。こうした物質は長らく心理学者や神経科学者の興味の的だった。それらの違法性を考えると、その作用を研究する財政支援の確保は難しかった。70年代半ばに米国中央情報局（CIA）が、信念を操るマインドコントロールに使えるのではないかと期待して、無防備な被験者に対してひそかにLSDを試したことが発覚し、世間が大騒ぎしてからは特にそうだ。だが、ほぼ半世紀ぶりに、こうした薬物への関心は復活している。クラウドファンディングの可能性のおかげで、最近では、ドラッグの精神状態への作用を正確に見出そうとする研究が行われている。

デビッド・ナットはインペリアル・カレッジ・ロンドンの神経精神薬理学の教授で、この分野の第一人者である。さまざまな合法、違法薬物の脳への影響を調査しており、依存症や不安障害、睡眠障害の専門家だ。また、彼は論争を恐れない。アルコールと煙草は両方ともエクスタシー〔訳注：強力なアンフェタミン系の麻薬〕やLSD、大麻よりも危険だと主張し、2009年にイギリス政府の薬物乱用諮問委員会を免職になっている。デビッドはにこやかな人で、専門的知識をさりげなく携え、それを説明できる才能を持っている。LSDが脳へ与える影響について、わたしは彼に尋ねたいと思った。

デビッドと彼のチームは、微量投与量、つまりごく少量のLSDか、プラセボ〔訳注：偽薬〕を与えられた複数のボランティアの脳をスキャンした。特に興味深かったのは、ごくわずかな量でも、LSDの投与は脳のさまざまな領域の活動レベルに影響を及ぼしたということだ。

ＬＳＤが脳全体に相当しっかりスイッチを入れたのを、デビッドは認めた。脳のすべての領域にわたって、結合は増加した。被験者らは、かなりの幻視があり、分析的な思考ができなくなり、また、それをする気もなくなり、自我が「消失する」快感を覚えたと報告している。

つまり、ＬＳＤは、脳が経験で学んだ前提から働くという選択を外そうとするらしい。こうした認知への深刻な影響によって、基準となる信念はすっかり変更される。ある意味、幻覚剤は一時的に統合失調症の軽い状態を誘発するといえるかもしれない。ＬＳＤは、すでに統合失調症と診断された人の幻覚や妄想を悪化させる可能性がある。また、もともとその遺伝的素因を持つ人の突然発症に関与している。だが、統合失調症の傾向のない健康な人が少量を使用すれば、活発な幻覚体験を長続きさせられるのかもしれない。

ＬＳＤを使用した人の脳には、正確には何が起こっているのだろう？　すべての幻覚剤は、外界からの視覚情報のトップダウン処理を混乱させる。よく見られる幻覚――もやもやした、色や形のゆがみ――は、通常使われるフィルターがなく、原始的な視覚処理がなされている証拠だ。脳の視覚皮質は突然、普段はつながらない領域と結ばれ、時に驚くほど複雑な幻覚の世界をこしらえる。それは、その人にとって精神的に重要なものであふれている場合が多い。デビッドは言う。「ＬＳＤに影響された脳は、〝先天的な〟処理の放棄を許されたかのように振る舞い、赤ん坊の頃からやったことのない、好き勝手な行動をする」。

デビッドは、少量のLSDやシロシビン（マジックマッシュルームに含まれる）のような他の幻覚剤を、うつ病や強迫性障害、（心的）外傷後ストレス障害の患者の治療に用いることに興味を持っている。これらの薬物は文字どおり、人に世界を見直させ、不健康な考えを変えさせることができる。「ハードドライブをデフラグするようなもの」とデビッドはわたしに言った。「被験者は、マイナス思考に流される必要はないという強い心理的な感覚があったと報告している。実際に、その人たちはもうそんな思考に陥らないかもしれない。それが、幻覚剤LSDとたとえば麻酔薬ケタミンとの違いだ（デビッドはケタミンにも取り組んでいる）。ケタミンによって、一時的にマイナス思考を抑えることはできるが、その思考を変えることはできない」。

LSDがどうやって習慣的な思考を変えるのかは、まだはっきりとはわからないが、セロトニン受容体の2Aサブタイプへの作用が「思考のリセットにとても重要で、脳に可塑性をもたらし、新たな学びの可能性を開く」とデビッドは考えている。その正確なメカニズムを確立するにはより多くの研究が必要だが、そうこうしているうちに、幻覚剤は（心的）外傷後ストレス障害や依存症、うつ病の治療法として期待できることが予備臨床試験で確認された。

幻覚剤の治療的利用で、信念の形成と認知との関連は完全にはっきりする。たとえば、過去のトラウマを反芻したり、自分の人生に価値はないと思い込んだり、否定的な連想をつくり出して悩んだり、誤った考えを形成したりといった、習慣的なマイナス思考にとらわれているなら、人生に負の影響を生む。そんな「混乱した」信念は、認知の回路を変えて別の認識を得ることにより、健全な信念へと変更できる。現実が客観的で不変の概念ではない以上、現実の何を信じるか、現実にどう反応するか、現実とどう影響し合うかは、もっと流動的になる。

「認知の不具合」をうまく回避するには――集合意識

認知というドアを開けるのに気が進まないなら、より安全で合法的で簡単な方法で、認知の不具合を緩和できる。**新たな経験や新たな意見に浸ってみること、つまり、自分の現実の構造を他人のそれと比較してみること**だ。ユニバーシティ・カレッジ・ロンドンのクリス・フリス教授はこの分野で、ある革新的な研究をしている。他人と主観的な見方について話し合うと、世の中のより正確な姿をつかむ機会が増えるという（おそらく誰もが直観的にわかっている）見解を、クリスは支持する。「3人寄れば文殊の知恵」という古来の慣用句は、神経学的に真実だ。自分の認識を反映し、知識を他者に伝えて相手の現実の枠組みに影響を与えること（逆もまたしかり）には、微妙に異なる理解に到達する力がある。

だが、うまく到達するには、自分の世界観や意見を単に認めてもらうのではなく、それらをさらして異議を受けとめる必要がある。そして、今まで見てきたように、脳はある程度、それを拒むのだ。世の中の動きについて、すでにできている前提を見直しさせるような新たな情報は、エネルギーと注意力がいるので歓迎されない。脳は、そういった異議申し立てをふるい落とすのが得意だ。だから、自分や他人の心を変えるのは難しいといえるだろう。信念を変える神経基盤については、次章でまた取り上げる。

だが、この件については、別の矛盾するメカニズムが脳の生来の保守主義を相殺しようとする。行動し、目新しいものを探し出そうとするメカニズムだ。人は他人と出会って意見や世界観を分け合うことに喜びを感じるよう仕組まれているようだ（例によって「程度の差はある」という但し書きがつくが）。そのおかげで、人は「集合意識」を形成する。集合意識とは、世の中に流布する数多くの観念に実際に頼る方法で、そうした観念は文化やあらゆる研究に影響し、その支えとなっている。**知的・創造的資源を共同で蓄えると、個人の認識や信念をつくるシステムのバグをうまく回避できるのだ。**

愛と人間関係、社会的相互作用、コミュニケーション、報酬経路を考察してわかるように、すべては絡み合っている。他者との交流は生化学的に快いものだ。このプロセスが、集合的な信念体系をつくるよう人を動かす。個人的にも文化的にも恩恵となるのは、見解の違いを突きつけられても、意味づけの柔軟性と創造性を認めることで順応できる、強固な信念体系だ。

重要なのは、集合体は混乱した信念を個人的なものとして認めうるということだ。世界観が自分と同じで何の疑念も湧かない相手と意見交換するだけなら、集合意識は大きく膨れ上がり、しまいには内部矛盾の重みにふらつくようになるだろう。信念が国家権力と結びつき、大量殺戮に向かった悲惨な例はたくさんある。人は、いいアイデアを思いつく集団の能力に満足しきってしまうのだ。

あるアイデアについてどんなに高度な討論をしても、それに替わる視点を探し、その意見を聞いて反映させない限り、アイデアの適合性は必ずしも増すわけではない。最近はソーシャルメディアのせいで、意見の「エコーチェンバー現象」が仲間内でよく見られるようになったが、これは、自分の現実のバージョンは確固たるものだという誤った感覚を与えかねない。本当はごく一部だけの現実なのに。それでも、意見の違う者同士の触れ合いが、歴史上、幾度となく集合的な価値観や文化に変遷をもたらしてきたとはいえるだろう。この状態は阻まれることなく今も続いている。この世界に広まってほしいような考え方へ、一直線に向かうにはいたらないかもしれないが。

認知の欠陥を緩和するメカニズムとして、新たな考えや初めての体験に対する生得的な快感があることもまた、人が環境を転々と変えようとする一因だ。成長し、歳を重ねる脳の章で見たとおり、行動は新たな脳細胞を誕生させ、脳を健康にする。**報酬系にあらかじめ組み込まれ**

ている回路は、この物質世界を探索し、新たな環境や人と交流することで報酬系を最新のものにしようとする。人は種として、特に若い頃は、目新しいものを探し回るものだ。子どもや10代は、急速に成長する脳の指示によってそうせずにはいられない。

もちろん、思考ごとにつくられる情報伝達の新たな経路によって、生涯にわたって学びは続く。この柔軟性、つまり科学者のいうところの「可塑性」という現象が、個人の生存には不可欠なのだ。そのおかげで、人は世の中における認識の仕方や関わり方を、すぐに変えることができ、世の中が変わるにつれて現実の最新版は提供される。可塑性は、仕事に行くのにバスに飛び乗るというありふれた行動を始め、知らない町に行ってみるという挑戦にまで、常に作用している。どこで、何をしようと、脳は絶え間なくその環境での最新の生存マニュアルを与えてくれる。こうして、わたしたちは世の中を渡っていけるのだ。

「新たな感動をどうしても求めたい」と強く思うタイプの脳の持ち主はいるだろうか？　そもそも決まった手順を守って満足そうにしている人たちもいる。あなたは、大切な行動パターンが崩れるのを嫌がる人かもしれない。あるいは、じっとしていることができず、思いがけない喜びを求めて未知の経験や感動を常に切望する人かもしれない。この正反対の個性は、それぞれ生まれつきなのか？　それとも、生活体験から生まれたものなのか？

例によって、答えは「両方とも少しずつ」だが、遺伝的な素因が強いという証拠が増えてきている。最近の研究によれば、**目新しく、感動的なものを求める傾向の実に60％は、遺伝的性質による**ものだという。特に、こうした特性に結びつく遺伝子は、ご推察のとおり、脳に報酬を与える神経化学物質のドーパミン系に関係する。つまり、ドーパミンの機能を増大させる遺伝的相補（特にＤ４受容体サブタイプ）を持って生まれた場合、脳には新たな感動を求める下準備ができている。さらに、目新しいものに反応してよりドーパミンを得るような遺伝情報を持っていれば、そう、報酬を求める探検の人生へと駆り立てられるのだ。

いろいろな環境を探索しようとする傾向は明らかに、進化という意味では人間に有利だし、現在にも利益はある。いくつかの研究によれば、企業家やイノベーターとして成功している人は、新奇なものを求めて大いに行動する傾向にあるという。残念ながら現在の環境では、こうした遺伝子の能力は望ましくない行動に向かう傾向も併せ持つ。報酬経路を乗っ取る薬物乱用は、その一例だ。

ここに、人生の教訓が導き出される。自分には、わくわくする感動や幸福の秘訣、充実した人生を追い求める遺伝的素因がありそうだと思う人は、未知の経験や意外な展開にどきどきする冒険でいっぱいの日々を送るだろう。もちろん、決まった手順や既知の物事に従うのが好きでも、何も悪いことはない。とはいえ、安全で確実なやり方で穏やかな挑戦をするのは、とてもいいことだ。結局、先に見てきたとおり、新しいスキルを学び、活発な姿勢を崩さず、他人の視点を受け入れることが、長期的な脳の健康には大事なのだ。

わくわく探しが大好きだろうとおうちにいるのが大好きだろうと、本来、行動は人間の営みに備わっている。行動によって、人は世の中と交流し、身振りや発話を介して感情を表現し、意見を交換し、生殖することができる。原始的な動物のホヤとは正反対なのだ。ホヤは幼生期には海を探索し、やがて居心地のいい岩に落ち着く。岩に固着したあとに最初にするのは、自分の脳と神経系を消化することだ。それから、岩にひっついたまま、たまたま海流に乗ってきた有機物の小片を食べる。ホヤは雌雄同体、つまり両性の生殖器官を持っているので、動かなくても生殖できる。どうやら、自分ではその不活発で孤独な生活ぶりを気にしていないらしい。

それに対して、わたしたち人間は生涯にわたって、絶えず考え方を最新のものにしなくてはと、せわしなく動き続けている。それは、個人として精神的に成長し、（部分的ではあるが）自分の世界観を人間の集合意識にささげようとするためだ。

認知、バイアス、そしてショービニズム（狂信的排外主義）

休む間もない新奇探索は人間行動に大いに見られるが、「ムーブメント・ショービニスト」と呼ばれるある科学者グループは、その行動仮説のより苛烈な形を主張している。彼らにとっては、そのムーブメントは人類の継続的な繁栄と進化を促し、個人や社会レベルで英知を蓄積させるという前提であり、人生の唯一の目的に効果があるのだ。知らない人と出会い、現実について種全体の統一見解に役立つ意見を交換し、それによってより有効な集合意識を育てるのは、彼らの「人生の意味」なのだ。

人によっては、それが「人生の意味は何か?」という永遠の探求に対する、神経科学的な答えだというかもしれない。「ムーブメント・ショービニスト」はあらゆる信念体系と同じく、人間同士の接触の繰り返しから進化した。人間はより強固で典型的な世界のバージョンを求めて、不具合や勘違いの起こりやすい現実のバージョンや、持論、想像を共有する。あらゆる信念体系と同じように、そのムーブメントは暫定的だが、わたしはそれで用は足りると思う。

もちろん、自分が最も大事にしている信念にも疑いを持ち、それはもしかしたら欠陥のある現実のモデルからつくられたのかもしれないと思い返すのは有益だ。脳は「社会的・文化的観点から見た性別（ジェンダー）」を反映するかという厄介な問題に関しては、その結果に対する研究や反応の多くは、神経科学にとっては教訓のように読める。脳の処理能力は、人にパターンを探すよう求める。人の現実の認識はこの「パターン探しのモデル」の上に成り立つ。その結果、ある個人が珍しい存在としてカテゴライズされそうに見えても、なかなかそうはいかないのだ。

誰でも、どれだけバイアスに抵抗しようとしても、生物としての性別（セックス）や社会としての性別（ジェンダー）、人種、年齢、その他のあらゆる認識できるアイデンティティをもとに、他人を既存のカテゴリーにはめ込む。問題は、結果としてこれが行動のループを強化、増幅しかねないということだ。そのループの中で、人は意識的、または無意識的に自分の「タイプ」に順応せよという圧力を感じる。それは葛藤を引き起こし、こんな問題を突きつける。「ジェンダーとは単なる社会的構成概念なのか？」。

広い範囲に及び、種々のニュアンスを含むこの問題には、さまざまな分野の専門家が取り組んできたが、神経科学的に考えると、もしかすると性別的ステレオタイプは欠陥のある知覚システムの結果であり、もともとバイアスのかかった怠惰な脳が原因ではないだろうか？　ここまで世の中の認識はどう構築されるかを見てきたが、それをすべて踏まえるとありそうな話だ。だが、この見解は科学的な精査に耐えうるのだろうか？

第一に、ジェンダーの生物学的基盤については何十年も研究されてきたにもかかわらず、いまだに性ホルモンの脳への影響に関しては、その理解に大きな穴がある。**男女を区別する外見的な特徴の発達に性ホルモンの影響があるのは明らかだが、それを別として強調すべきは、他の影響はきっちりと2つに分けて類別できない**ことだ。つまり、性別を越えて、個人間で大きな重複が見られるのだ。驚くには値しない。なぜなら、胎内で起こる第1次性徴のあと、男性も女性も両方の性ホルモンを産生するからだ（テストステロンはアロマターゼという酵素によってエストラジオールに変換されるので、男性も「女性の」ホルモンを産生し、女性もまた卵巣からテストステロンを産生する）。

第二に、**他者との交流は性ホルモンの濃度を決める。**だから、男性とされる人がステレオタイプの「男性」として扱われると、循環するテストステロンの濃度は上がり、行動に影響が及ぶ。

第三に、これは重要な妥当性があるのだが、**それまでの認識と現実構築に基づいて人が世の中について学んだ前提は、自分自身や他人、そして各自の特性と能力の判定に影響する。**

こんな研究がある。参加者は人口統計の欄に自分の性別を書くように言われ、その後、数学と言語能力の自己評価に移る。統計欄にあえて性別を設けることは何の害もない行為に思えるが、それが彼らの能力の認識を有意にゆがめたのだ。男性は数学が得意で女性は語学に優れているというステレオタイプの観念が、先に入り込んでしまった。それは逆方向にも作用し、自信を打ち砕いた。この実験は、自分の性別や性別のステレオタイプを思い出すような、明確な指示をされない参加者によっても行われた。

他にも、同様の影響を調べる研究がある。たとえば、潜在意識に「女の子っぽい」ステレオタイプの言葉（人形、花、イヤリング）を詰め込まれた女性は、「男っぽい」言葉（ハンマー、車、煙草）を詰め込まれた女性よりも「女性として自己認識のレンズを変えた」と、この研究論文の著者らは述べている。「女の子っぽい」下地によって、その女性らは数学的な活動よりも芸術関連の活動のほうがずっと好きだと報告したのだ。

興味深いのは、大ざっぱにとはいえ**分類したがる気持ちが、いかに人の認識を形づくりかねないかということ**だ。何世紀もの間、人間は1つの種として互いの変更不可能な著しい違いを特定し、外見の特徴による分類に傾注してきた。バイアスのかかったおびただしい研究を解きほぐし、何十年にも及ぶ誤った考え方、特にジェンダーに関する誤った信念形成を踏みつぶすには、1章分だけの取り組みでは無理だ。だが、これ以上の情報を提供するなら、わたしはコーデリア・ファインの説得力のある著書『Delusions of Gender（ジェンダーという妄想）』と『Testosterone Rex（王テストステロン）』（未邦訳）を心からお薦めする。

次章では、脳が意味を生み出し、その意味をどのように特定の信念体系（宗教から政治、陰謀、科学的理論まで）へと発展させていくのか、そのメカニズムの詳細を考察していく。根本に誤りを犯しがちな認知の作用があるにもかかわらず、すばらしくあざやかで非常に巧妙な信念のシステムをつくり上げるという、種としてのその能力には、まさに畏敬の念を抱かせられる。

第6章

信じる脳

信仰のかたちを神経科学から読み解く

あなたは何を信じているだろうか？　幽霊？　マンチェスター・ユナイテッドFC？　性善説？　人が信じるものは人の数だけある。それらは自意識の芯に語りかけ、選択、決断、意見に大きな影響を及ぼし、人をある種の経験へと導き、それ以外のものからは遠ざけようとする。だが、これまで見てきたように、そうした選択はわたしたちが思うほどには意識に支配されていない。人はただ、自分の認識方法に基づいて選択したり、意見を形成したりできるだけだ。前章でわかったように、認識とは欠陥を持つ、きわめて個人的なものだ。たとえ信じるものが抽象的な事柄で、それを産んだのは意識的な精神の働きだと自覚しているとしても、大部分は脳の働きによって無意識に決められたものなのだ。

こうした働きは種全体にわたる生物学的制約と、おのおのに特有の遺伝的形質と認知バイアスとの組み合わせに左右される。たとえば、神への信仰は意識的な過程を経て生まれたと感じられるかもしれない。スピリチュアルな出会いや、神学や哲学との非常に知的な関わりを考え抜くという過程だ。だが、**どんなに洗練された信仰も、厳密な分析的思考が可能になる前に築かれた、脳の生得のメカニズムと無数の潜在意識が生んだもの**なのだ。だからといって、人生や信念について時間を割いて考えることを否定するわけでも、そのような行為が実用的・知的価値がないと主張しているわけでもない。ただ、**意識的な思考はすべて、バイアスがかかり、不具合を起こしがちな認知と現実の構造に基づいている**ことは強調したい大事な点だ。

世の中の本質についてはどんな信念でも、誰かが真実だと受け止めるならそれは大事なものだとわたしは思う。ささいで簡単に証明されるもの（今日は絶対雨が降る）から、きわめて抽象的な想定（神の存在を信じる）まで、信念とは形も大きさもさまざまだ。それらをまとめると、自分自身の現実へのガイドブックができあがる。

そのガイドブックは事実に照らして正しいことだけではなく、「当然の」あるいは「適切な」ことも含め、他者や自然界に対する振る舞い方も教えてくれる。つまり、信念はおのおの独特の意識から生まれるのであり、意識とは、世の中への主観を形成する能力だとわたしは理解している。

このように考えると、信念の実用的な価値はよりはっきりする。信念の形成は、認知機能の中では「贅沢品」というより、世の中を渡るための「必需品」だ。それは個人にとって明らかな事実であり、当然、集団にとってもそうだ。何かを成し遂げるためには、共通の信念があるに越したことはない。集合的信念体系は、あらゆる文化的、社会的、政治的計画の土台だ。そして、信念はただ実用的なだけでなく、人間のためになる。数え切れないほどの研究が、何かを信じることは――どうやら、それは何であろうとかまわないようだが――脳の健康を保ち、人生への満足度（自己報告による）を上げると証明してきた。

だが、信念はすべて不確かな脳の産物であると考えると、**信じることは喜びをもたらすと同時に、不具合をもたらす傾向もある。**個人にとっても集団にとっても問題だ。統合失調症のせいで認知の混乱と妄想的な信念に悩まされている人は、信頼できる意味づけが極端に失われた状態で生活している。神経学的に健康な人でさえ、自分のつくり出した現実のバージョンにとらわれることがある。特定の人種、ジェンダー、人間の集団は（たとえば）上等だという考えを、自明の事実と思い込んだりするのだ。

脳は信念をどのようにつくり出すのか？

信念はいったん組織的で制度化された性質を帯びると、良かれ悪しかれ、畏怖の念を覚えるほど強力になる。信念体系は、宗教的、政治的な熱狂行動によってすさまじい不寛容さを生んできた。信念を守るために、社会は戦争を起こした。もちろん、信念によって人は文化、科学、工業技術、その他あらゆる分野の試みを幾度となく達成してきた。まさに、人間が信じるものに限界はない。繰り返すが、平凡なものから奇異なものまで信念の幅は広いかもしれないが、あらゆる反証を前にして、その信念の正当性をどこまで深く信じられるかによって人々の結束は固まるのだ。

信念と呼ばれる、この強力な現象はいったいどこからくるのか？　人格の基礎をつくり、結果を誘導する、あるいは決定さえする現実への道しるべを、脳はどうやってつくり出すのだろうか？

自分が信じているものをなぜ信じるようになったのかを問うのは、今に始まった現象ではない。古代から、進歩的な人たちは不思議に思っていた。なぜ、おのおのが大きく相反する考え方を持つことがあるのか？　はたしてある信念は別の信念より正当だといえるのか？　現代の西洋社会ではほとんどの人はたぶん、信念はその人が生まれた家庭や文化、社会に大きく影響されるという考えに賛成するだろう。近頃では、信念は必ずしも全能の近づきがたい力から受け継がれた「真実」である必要はない。

人はある大義を強く信じたり、ある問題に対して確固たる意見を持ったりするかもしれない。相手と自分の意見が違うのは厄介だと感じるかもしれない。だが、少なくとも一般的には大半の人はそれぞれ、自分の考えのみが唯一の真実だとは思わないものだ。自分の信念が相対的であることもわかっている。それらは構築物なのだ。では、誰が、何が、それを構築したのか？

この疑問に対して、神経科学は以前にも増して答えを求めている。

信念の神経科学はあらゆる問題を投げかける、幅広くおもしろいテーマだ。これまで取り組んできた他のどんな分野よりも魅力的で、いかに生来の特性と遺伝的形質、生活体験が相互作用して個人の行動をつくり上げるのかを、深く掘り下げなくてはならない。神経科学的研究の驚異的な進歩が壮大な結果を生む分野の1つだ。

いかに、そしてどこまで人の信念は自覚のある知的な努力によってではなく、脳深部の回路の潜在意識の働きによって決定されているかは、すでによく理解されている。人が信じるものはまぎれもなく経験からつくられ、家族や社会の影響を受けているのだが、基本的には認知のしくみからも生じる。**信念はおのおの独特の現実感によってつくられ、同時にその現実感をまとめ上げる。それが世の中との関わり方を指示するので、その影響は幼少期に獲得した信念を絶えず補強し続ける。**

政治やサッカーについてまだ何の意見も持たない頃から、わたしたちは世の中の本質についての信念を持っている。たとえば乳児期に、この世界は困ったときには保護者が助けに来てくれる場所だという思いが形成されれば、その信念は自己強化に向かう。逆に、世界は冷淡で敵意にあふれた場所だという信念はいつまでも残ることがあり、時に個人的に痛ましい結果をもたらす。

信念は何に役立つのか？

宗教的信念や政治的イデオロギーに関する神経科学を考察する前に、ごく一般的な感覚での「意味の創造」を支える神経学のメカニズムを考えてみよう。**なぜ、人間は世の中や自分を説明する理論をこうもしつこく探し求めるのだろう？　分析や解釈をせずにはいられない気持ちはどこからくるのか、そして、それはどんな機能を果たしているのか？**

心理学教授で『Skeptic（スケプティック）』誌の創刊者である、マイケル・シャーマーの著書『The Believing Brain: From Ghosts and Gods to Politics and Conspiracies – How We Construct Beliefs and Reinforce Them as Truths（信じる脳：幽霊や神から政治や陰謀まで――人はどのように信念を組み立て、それを真実として補強するのか）』（未邦訳）では、信念を形成する能力は人類の進化に不可欠とされている。これまで見てきたとおり、愛とはある意味、生殖への衝動の副産物なのだが、シャーマーは、**信念とは脳の頑固なパターン探しの副産物であり、明らかに進化的な利点をもたらしたスキル**だという説得力のある主張を展開している。

たとえば、ジャングルの葉陰に隠れた捕食動物の顔のパターンを見きわめ、このままでは食べられると予測して急いで逃げることができれば、一定の個体はあと1日は生き延びられ、そのスキルを子孫に伝える可能性がもたらされる。これについては認識の章で、脳が持って生まれた自己防衛のメカニズムが、統合失調症の例に見られるようにうまくいかないこともあると述べた。

脳は、注ぎ込まれる情報から常に意味を抽出しようとしている「信念のエンジン」と考えられる。脳は受け取ったすべての感覚入力を分類し、相互参照してパターンを生み出すことで、この「エンジン」としての働きを行っている。おおむね潜在意識の仕事であり、意識的な認識作用をもって予測を行い、未来の計画を立てることが目的だ。

これは驚くべき妙技だが、いつも完璧にできるとは限らない。**脳には、特殊なものを「一般化」するという弱点がある。概して、同じ状況で同じ経験を2、3度すると、それを「現実」の反映だと前向きに断言する。**そもそも、以前の経験に基づいて現状のモデルが形づくられ、その予測処理が未来の計画を立てるのに役立つのだ。それは、いわゆる「直接の経験の経路」を通じて行動を形成するのに、絶対必要だ。

たとえば、「リンゴ」を初めて知る場合を考えてみよう。食べてみるとおいしい。だから、次に出会うリンゴもおいしいだろうと予測し、実際、そのとおりだった。何度かその経験を繰り返し、やがて「リンゴはおいしい」という信念にたどりつく。そこでリンゴを探し始めるのは、まったくもって合理的となる。

こうした関連づけを行い、未来の行動を導くのは人間だけではなく、あらゆる種に見られる実に基本的なスキルであり、それが生存を助ける。動物どころか、脳のない生物でもやってのける。エンドウマメ（学名 *Pisum sativum*）は、まさにパブロフの犬のように関連づけから学ぶ。食べ物と関連づけられたベルの音によだれを垂らすわけでも、つやつやしたリンゴを見つけたら腹の鳴る音が聞こえるわけでもないが、エンドウマメの苗は気流を光と関連づけるよう「教えられて」いるため、暗い迷路のようなところに植えられると、風のほうに向かって伸びる。エンドウマメは経験から得た知識をもとに、若芽を伸ばすべき方向を選んでいるのだ。

エンドウマメですら、信念を編み出すことができるとすれば、わたしたちは1つの種として、意識というものについての考えを見直さねばならないかもしれない。他の生物に関する神経生物学を学べば学ぶほど、人間が自然界の頂点だという認識はますますへし折られていくのだ。

信念は「認知」の副産物

話を人間の信念形成のメカニズムに戻そう。「直接の経験の経路」に加えて人から人へと渡る、情報の「社会的経路」もある。わたしたちは生活のかなりの部分を割いて、人から聞いたことを査定したり、それを自分の世界観に受け入れるか否かを判断したりしている（さらに驚くことに、植物にも社会的経路を通じて学ぶメカニズムがある。これについては、あとで神経科学の社会的影響を考察する際にさらに言及する)。

ともあれ、人間にとって社会的経路は根本的に重要だ。人は、意識的に世の中について考え、それについて話し、言語を通じて個人の考えを伝える能力を携えて進化してきた。言語は人の認知能力の最高峰とされており、理論化と意思疎通における言語の役割は重要ですばらしいものだ。

本書の初めで示したとおり、世の中に対する人それぞれの認識の基礎は、まだ幼くて情報や経験をスポンジのように吸収する頃に形成される。その後、青年期にはシナプスの「刈り込み」と新たな感動を求める心が大いに結託して、世の中と自分についての核となる信念をつくるという、もう1つの大事な時期がやってくる。20代の初め頃には、すでに脳は大人としての信念の基礎をきちんと語れるようになっている。

問題は、脳はいったん何らかの信念を築くと、それが不完全だろうと不備があろうと見直したがらないということだ。さらに、原因となる事柄に原因を表す意味を割り当てたくてしょうがない脳の欲求を考えると、そもそも偶発的な誤った結論(〝白人はすぐれている〟)に人が飛びつくのもうなずける。そして、脳はこうした信念に力を注ぐようになり、裏づけとなる証拠を探しつつ否定的な情報を無視してその信念を強化する。そのまわりに未来の現実がつくられ始めるのだ。

この信念形成の描写は、神経回路を形成する生理学的なプロセスとそっくりだ。両者ともに、「自己強化」のループがある。認知のしくみと同じく、信念形成についても脳はエネルギー節約のために近道を通って処理するよう、先天的に定められているのだ。この点については、脳は本質的になまけものだと思いたくもなる。神経学的な深いレベルでは、脳の力は信念の変更よりもその維持に注がれている。

ある考えを変えて、対立する新しい考え方のための新たな神経回路を敷くには、意識的な努力が余分に必要になるが、それはまったくやりがいのない仕事かもしれない。これは他人と共有する信念、つまり家族や宗教的信仰といった社会的アイデンティティを形成する信念については特に当てはまる。この場合は単に情報を調整するという問題ではなく、関係性を改めて整えるという問題になる。大きな賭けだ。人は本当に自分の世界観を、さらにその延長線上で性格の基本的な面を変えることができるのかという、長年の問題が含むところはとても興味深い。これについては、またのちほど検討しよう。

賢いけれど、特別じゃない

情報処理や認知作用、意識の生成に関わるあらゆる精神活動はこの世界に関する信念をこしらえ、言語を用いて他者との意思疎通を図るが、それはみごとなものだ。種としての人間が自分たちの認知能力を鼻にかけても当然だろう。しかし、「考える」特別の生き物だという像に執着すれば、人間は自然界の頂点だという概念がつくり上げられ、他の生物の認知のすばらしさが見えなくなるように思える。また、「人は無制限の自由意志を持ち、自主的に行動できる」という考えにのめり込むことにもなる。人間は「ただの（賢い）動物ではない」し、現代的な比喩を使えば「機械でもない」と、何が何でも人は信じたいのだ。自分たちはこの世界で決断を下し、それに従って行動できると言い、そこから自分たちは無制限に行動できる主体だろうと推定する。そして、脳という誤予測しがちな機械から生まれた信念を働かせ始め、自分の決断を事後に正当化し、その意味を環境や人生のせいにしようとするのだ。

それ自体は何も悪いことはない。種全体に及ぶ自己愛がなければ、このような人生も生活スタイルも文化的豊かさもなかっただろうし、それらを誇りに思うのもわかる。とはいえ、人間が自然を普通に消耗品ととらえるような優越意識を持っているなら、その甘い自己評価にはある程度、懐疑的な見方を突っ込むほうが、人間の集団的自我を矯正するには有益かもしれない。

その上、おそらく人間には本人が思うほどたいした手柄はないだろう。恋愛とはある意味、将来のネットワーク支援の育成や生殖を駆り立てる根底のメカニズムが、感情的に認識されたものだ。同じように信念もまた、外的現実の明確なバージョンづくりに必要な脳深部の情報処理が、意識的に推測されたものかもしれない。つまり、**わたしたちは賢いが、意識とは、脳と**

身体のシステムが提供する多くのものの中のただの1つでしかない。しかも、意識は人間特有のものでさえないのだ。

2012年、ケンブリッジ大学で「ヒトおよびヒトでない動物における意識」に関する会議に参加した神経科学者のグループは、「意識に関するケンブリッジ宣言」という声明を発表した。それは「きっぱりと」こう主張している。「ヒトは、意識を生む神経科学的基質を備えた特有の生物ではないという多くの証拠がある。あらゆる哺乳類、鳥類、タコを含む多くの生き物など、ヒトでない動物もその神経科学的基質を有する」。

光合成をするために迷路の抜け道を見つけるエンドウマメの話をしたが、それだけではない。「イソップ物語」で食料確保のために問題を解決するのはカラスであり、人間が農業技術を発見するずっと前に作物を育てていたのはアリだ。すべて、意識の存在を示している。その意識とは、過去の経験から学び、目の前の現実についての信念を持ち、心の中で将来の予測を立てて行動する能力だ。

意識的な努力が複雑な信念を生むという考えから離れると、信念形成の原動力は「進化」に力点が置かれる。ジャングルの葉陰に隠れた捕食動物の顔のパターン認識と、組織化した宗教や政党政治を機能させる精巧な思想体系には確かに大きな隔たりがあるが、意味を創造しようとする脳の努力の進化上の利点はとても大きい。おかげで人間は、まさにここまでたどりつけたのだ。これは個人にとっても複雑な社会集団にとっても真実だ。

ドナルド・マッケイは、70年代から80年代にかけて、キール大学のコミュニケーション・神経科学科の物理学者だった。彼は、人間の意識とキリスト教神学の理解を神経科学がどう進めるかに特に興味を抱いていた。マッケイは信念が果たす目的について有力な論拠をまとめた。

彼は信念とは「暫定的な思考の準備態勢」だと考えた。つまり、自分自身を何か、あるいは誰かと相互作用させる準備をすることだ。この考えでは、信念は偶発的で抽象的な概念というより、むしろ個人と人生との相互作用の準備をする、とても貴重なシステムといえる。人は皆、世の中の本質について数多くの信念を持っており、決断ごとに意味のネットワークに頼っている。すでに確立された慣習という土台から将来の可能性について仮説を立てることができるので、より速く、創造的な反応が可能だ。

何千年にもわたって、人類は複雑で精巧な信念をつくり出し、その信念は社会的つながりから芸術や文化、科学技術の発展まで実にさまざまな目的を果たしてきた。信念を生み出し、それをはっきり表現する能力がなければ、古来の哲学者や科学者は自分の理論を構築できなかっただろう。分析し、物語るという脳の信じがたいほどの能力がなければ、普遍的な「人権」という概念から無数の「疾患の撲滅」にいたるまで、あらゆることを導いてきた知的運動や共同努力は決して発展しなかっただろう。**人類が達成したものが証明するのは、個人や共同体のシ**

ステムに不具合はあるかもしれないが、意味の生成とその活用に価値と有効性があるということだ。

信念の構築には確かに社会的効用がある。そして、もう驚かれないだろうが、進化の中で保存された報酬系は例によって、そうした活動を役立たせるだけでなく楽しくする役割も果たしている。「なぜ、人は信念を持つのか」という問いの答えの1つはいうまでもなく、信念がなければ、車も船も下水設備も小説もオペラも現代舞踊も無菌手術の技術も、生まれなかったからだ。

すばらしい知的生産物だけでなく、信念は無形物ももたらしうる。それは個人や社会全体の、健康と幸福の大きな高まりだ。信念は人に誇りと目的を与える。それは非常に大きな報酬となりうるのだ。もちろん、いつもそうとは限らない。イデオロギーは、社会に多くの害悪をもたらしてきた。たとえば性について罪悪感や恥の意識を生む宗教的信念は、それを信奉する人の幸福にマイナスの結果をもたらしやすいともいえる。こうした注意は必要だが、それでも信念は脳活動の種類としては、全般的に役立ってきたのだ。

なぜ、どのように人は信念にこだわるようになるのか？

モントリオール大学出身の認知神経科学者マリオ・ボーリガードが行った研究は、個人の意識的な信念体系（この場合はキリスト教への深い信仰）とその人の幸福度との関連を示す、典型例となった。ボーリガード博士はカルメル会〔訳注：12世紀にカルメル山で始められたカトリック托鉢修道会〕の修道女のグループに過去の神秘体験をできるだけ詳しく思い出すよう依頼し、その間に彼女たちの脳スキャンを行った。脳のどの領域がこの活動に関係するかを観察したかったのだ。すると、非常に多くの脳のネットワークが活性化したが、それは個々の記憶や連想、情動反応に基づいていたらしく、活動領域は個人間でばらつきがあった。それでも、繰り返し発火した領域は報酬系だった。スピリチュアルな出会いを思い出すことは、修道女らにとって喜びだったのだ。

宗教的信念と報酬経路との関連を脳画像によって調べる研究は、他にもある。やはり、スピリチュアルな体験を期待するだけで活性化によって側坐核は発火し、教義に触れさせるような過程が本質的な報酬や動機になりうることがわかる。宗教的な慣習も通常は、いっせいに何かを唱えたり歌ったりという連携があり、先に見てきたとおり、それは社会的一体性という強い感覚を生むのかもしれない。

壮麗な建築や感情に訴えるにおい、鳴り響く音、団体への帰属感が加わり、そのすべてが快い反応を生む。忠実な信者が信仰と高まる幸福感とを結びつけ、その結果が信仰をさらに強める刺激となるのも当然だろう。実際、信仰を持たないと明言する人に比べて、信仰心のある人の自己報告による幸福度や満足度は概してとても高い。

ところが、おもしろいことにここで鍵となるのは宗教よりも「信仰心」かもしれないのだ。こうした結果は、他のさまざまな信念を共有する人たちの研究でも再現されている。ひいきのサッカーチームが大事な試合で勝利する瞬間をスタジアムで友人らとともに観れば、家でひとりテレビ観戦するよりずっと気分は盛り上がり、有頂天になるだろう。おそらく、報酬系の沸騰はそのチームにのめり込む気持ちを強め、今年は絶対、優勝だという思い（信念）を高め、来シーズンに向けた忠誠心を固めるのだ。

ここまではっきりしたのは、人間の脳がパターンを見つけ、そのパターンを使って意味をつくり上げるということ、そしてその意味を手の込んだ信念体系に発展させるのは、生得的で普遍的な衝動であり、進化的に大いに有利ということだ。**信念とは実用という観点から見れば有益で、幸福感や社会的一体性の高まりと強く結びついている。**

なぜ、どのように人は特定の信念を持つにいたるのかという問題については、まだ深くまで取り組めていないが、先ほどの宗教的信念と報酬系の研究に手がかりはある。政治的信条と恐れとの関連——報酬に対するさまざまな感情とは対極にあるもの——を調べたおもしろい研究によれば、とにかく信念とは知的処理の産物であると同時に、情動反応からも生まれるようだ。

自称「保守派」と「リベラル派」の脳活動を調べるという研究では、ボランティアらは自覚できる脅威にさらされ、脳の扁桃体の活動が報告された。扁桃体は、身体に闘争か逃走を準備するよう指令する回路の活性化と関わっている。すでにわかっていることだが、人が脅威を認識するとストレスホルモンのコルチゾールが大量に産生され、推論や習得、柔軟な思考、将来設計に関わる脳の領域の結合能力が落ちる。これは理にかなった短期的なサバイバル術に見える。目の前の危険に対処するためにひとまず将来の話は脇に置かれ、同時に正常に働かない「熱い」認識と「冷たい」認識は事実上、捨てられる(簡単にいうと、熱い認識とは感情に彩られた思考で、冷たい認識とは情報処理や意思決定のことだ。脳は両者のバランスを常に保ち続けている)。

興味深いことに、強い信念を明言する保守派とリベラル派それぞれの脳スキャン画像を分析すると、**保守派はリベラル派に比べて扁桃体の感受性が強い**ことがわかった。それどころか、その領域の大きさも解剖学的構造も異なっている。どうやら保守派の扁桃体の細胞間結合はより複雑らしく、その領域が脳内に占める割合は大きめだ。これらの結果から、**保守派は自覚できる脅威により敏感で、すぐさま頭に浮かぶ防衛手段に従って行動する**と考えられる。逆に「リベラルな脳」は、「心の理論」に関与する島皮質が強く活性化する。「心の理論」とは大まかにいえば、他人を思考する存在として認識する能力だ。**リベラル派は大きくて敏感な前帯状皮質を持つ**ことが多く、その領域は不確実性のチェックと闘争の潜在能力に関わっている。つまり、**未知のものと複雑な社会情勢に対する広い度量が与えられている**ようだ。

これは、どこにでもいるひとりよがりのリベラル派にとっては、実に気分のいい実証かもしれない。つまり、保守派の脳は恐怖によって制限され、リベラル派の脳は創造的共同の能力に優れている、といえるわけだ。だが、信念形成の複雑さを無視して、中途半端に脳活動のレベルからいきなり政治的見解にまで飛躍するのは厳に慎重にならねばならない。

人はリベラル派あるいは保守派として生まれるのではなく、個人の脳（敏感な扁桃体や敏感な島皮質）が、世の中を怖い場所もしくは温かい場所と捉える下準備をするのかもしれない。これまで見てきたように、幼少期に築かれたそうした基本となる信念に、さらなる信念が上塗りされるのかもしれない。その信念とはたとえば、地元の町にやってきたよその社会集団による脅威や科学技術がもたらす危険、イスラム過激派の脅威、キリスト教右派の福音派やその他の潜在的な危険に対する考え方だ。それら自体が信念体系を構成する。そこが生涯にわたる信念形成の複雑なところであり、そういったことがある日、リベラル派だとか保守派だとかいうラベルを自分に貼ることにつながるのかもしれない。

慎重になるのはいいが、もし先ほどの研究結果を否定したいなら、次の話を思い出してほしい。先ほどの研究をしていたアメリカの研究者らは、脳スキャンを用いて個人の政治的傾向（共和党か民主党かなど）を高い感度と精度で予想できると主張した。結果はきわめて示唆に富むといっていいだろう。だが、その研究がどちらかの考え方――リベラル派か保守派か――を「すぐれたもの」と示すのかどうかという価値判断は、もちろん見解の問題だ。あなたがこの結果を世の中と絡めてどう解釈するかは、あらゆることに関するあなたの既存の見解に大いに依存する。そのあらゆることには政治的イデオロギーの優劣から神経科学の効力まで含まれ、そしていうまでもなく、あなたの扁桃体と島皮質の相対的な大きさも関係するのだ。

わたし自身の信念は、両方の脳のタイプが社会に存在することが大事だと解釈したがっている。おそらく、保守的なタイプは現在の自分を守り、リベラルな脳は将来の世代の成功を手助けするのだろう。

考えを変えることはできるか？

わたしがとても好奇心をそそられるのは、この知識を応用して政治的な見解を「リバースエンジニアリング」〔訳注：製品を分解してその原理や構造などを明らかにすること〕できるかどうかということだ。わたしたちが24時間繰り返されるニュースにさらされ、ソーシャルメディアのはてしないウェブフィードをスクロールするとき、脳には警告のようなものが浴びせられている。
ある小規模研究によれば、フェイスブックのフィードを変更すれば感情の状態が変わる可能性があると指摘されている。協力と共感による革新的な問題解決の可能性を犠牲にして、自分を守るよう進化した無意識の習慣的な防衛システムを重視するよう、認識と意思決定の調整を変更すれば、認知に影響が出る。その結果、「保守的な」選択もしくは決断が増えるかもしれない。

自分が「行為主体」だという感覚には深い意味が隠れている。自分では意識的な知的活動とその産物だと思っているものの多く――見解や信念――は、脳深部の機能に由来する情動反応によってつくられている。社会や政治に関する内容は潜在的に不安をあおる。フェイスブックの個人情報の取り扱いや、その情報利用をめぐる何らかの勧誘や営利企業のスキャンダルなどは特にそうだ。この問題については、のちほど再考しよう。

「イデオロギーのスイッチ」を操作できるなら、一般に人はどの程度まで信念を変えられるか、という問題が出てくる。この章の初めで述べたように、脳はできるだけ少ないエネルギーで意味の生成と認識を行おうとする。ある意味、もともと保守的なのだ。だが、もちろん人は、劇的な出来事や生活体験の積み重ねによって見解を変える。チャーチルのものとみなされるこの言葉、「20歳で社会主義者でなかったら、その者に心はない。40歳で保守主義でなかったらその者に知恵はない」〔訳注：誰の言葉かは諸説あり、定かではない〕には、自分はしたことはなくても、他人が意見を変えるところを目にした多くの経験が凝縮されている。

さらに調べを進めるために、わたしは南カリフォルニア大学の脳・創造性研究所の心理学教授ジョナス・カプランと話をした。彼は信念の神経メカニズムを研究しているが、「反証を見せられても自分の核となる信念を保とうとすると、脳に何が起きるのか」という、すばらしい研究も行ってきた。彼のグループは、自らをリベラル派だという人たちを調べた（どうやら、少なくとも南カリフォルニアでは保守派を募集するよりもこっちのほうが簡単らしい）。その人たちに、「実は電球を発明したのはトーマス・エジソンではなかった」という証拠と、「マルチビタミン剤は本当はあまり身体によくない」という証拠について検討するよう頼んだ。このような比較的あたりさわりのない課題とともに、彼らが支持する、「富裕層への増税」や「銃規制の締めつけ」、「妊娠中絶権強化」の妥当性や有効性を揺るがすような証拠も提示された。

ボランティアらは、エジソンやマルチビタミン剤の件には概して偏見のない態度だったが、自分たちの政治的信念に対する異議には極端に抵抗した。ジョナスはこう述べている。「左翼的であることと偏見のない態度には相関はない。ボランティアらは自分の政治的価値観にひどくのめり込んでいた。〝もし考えを変えたら、友人になんて説明したらいいんだ？〟というようなことを言う。左翼であることが自己認識にきわめて大事なら、とても考えは変えられないだろう」。だから、イデオロギーの傾向が特定の脳タイプと相関するとはいえ、**政治的にどちらの側の人間も、いったん確立したアイデンティティの核となる信念を変えることには抵抗する**のだ。

では、核となる信念に異議を唱えられたとき、脳の中では具体的には何が起こっているのか？ジョナスとそのチームは、この疑問に答えるために脳のいろいろな領域の活動レベルを測定した。「まず、脳は外部認知のネットワークから内部認知のネットワークに転じる」とジョナスは説明した。「この動きは、人が目の前のものから離れ、記憶をたどって自分自身について考えるときに見られると考えられる」。

つまり、核となる信念に疑念を持たれると、人は出された証拠への反論を「心のカタログ」から探す。新たな情報を既存の見方の中にはめ込もうとするのだ。それができなければ、既存の認知モデルを改めて支持するためにその疑念を無視しようとする。ジョナスはこの評価過程が実施されたとき、扁桃体と島皮質の活動が高まることに気づいた。つまり、**新たな情報についての意思決定には、それに対する情動反応が重要**だということだ。「人は自分の信念体系に挑むような情報には、すごくひるむ」とジョナスは言う。「それは自己の核を脅かす。だから、**リベラルな脳だろうと保守的な脳だろうと関係なく、脳の自己防衛システムが作動する。扁桃体のシステムの活性度が高い人は、どんな根拠も認めない傾向にある**」。

ジョナスの研究は、見解の柔軟性を育てるという意味においては有益かもしれない。「その研究をやってみて、人は世界観のアップデート方法を身につけられると思うようになったか」と彼に尋ねてみた。地球温暖化を真っ向から否定する人に、続々と出てくる有力な研究を提示して、信念の要塞から彼らを解放する方法はあるのだろうか。ジョナスはまさにそれに取り組んでおり、人々に感情を調節する訓練をして、考えを変えられるかどうかを見きわめようとしている。

彼は「感情の再評価」と呼ばれるテクニックを用いている。ボランティアに、見たとたんに不快を覚える写真を見せる。それからその写真について別の視点から考えるよう促し、反射的な反応や解釈をやめさせる。予備段階の結果は期待できるものだ。反射的な自己防衛反応を示すよりも人生を怖がらないような好奇心を抱くほうが、個人の創造性や幸福、革新、起業家精神、さらには共同行動やものの見方にいたるまで、幅広い影響力があるだろうとジョナスは考えている。

結果はまだ出ていないが、この分野の研究が進み、個人の自己防衛と生存可能性、健やかな情熱、好奇心の間に健全なバランスがもたらされれば興味深い。特に、多くのものが急速に変化しそうな時代においてはなおさらだ。脳を訓練して最大限の柔軟性を保つようにするという方針を、教育プログラムに組み込むのは可能かどうかという問題は、のちの章で問うことにしよう。

治療として信念を変える

感情は信念形成とその変更に大きな役割を果たすが、関連性のあるしくみはそれだけではない。最近の研究では、身体的な活動と休息がそれぞれに、環境や自分の役割についての信念の育成や変更に影響することが調べられている。精神的健康増進への影響は大きい。

運動と報酬系の機能との関連については、多くの研究がなされている。人は動きたがるものらしく、動くことは脳の可塑性の維持に役立つようで、結局、脳の健康にいいようだ。一方、運動とはほぼ対極の「瞑想」は以前から精神的健康と関連づけられ、仏教やキリスト教の精神修行の柱となっている。それは世の中や自分に対する澄み切った思考と、自意識過剰に陥らない視線をもたらすと、信者は主張している。

現在では、脳内ネットワークのどの領域が酸素を補給して代謝活動を強化しているのかを観察できる画像技術（機能的磁気共鳴画像法、略してｆＭＲＩ）のおかげで、瞑想中の脳の中を覗いて、彼らの主張について調べることができる。長年修行している仏教の僧侶らを調べた研究によれば、瞑想は脳内のネットワーク集団を関わらせ、その中には尾状核（意識を集中させる役割があると考えられる）や内側前頭前野（自己認識に関係する）、そして重要なことに、海馬（習得と記憶に関係する）も含まれるという。**瞑想は、新たに生まれた細胞を育てて神経発生の処理を助け、その結果、脳内で完全に機能する結合や回路ができるのではないかと、徐々に考えられてきている。また、瞑想は細胞を囲む保護脂肪の生成を促進し、ストレスホルモンのコルチゾールの悪い影響を減らして結合の増加を促しているようでもある。**

瞑想中の脳の電気的活性の異なる次元に特に注目する研究や、瞑想中の脳が睡眠中の脳の状態にある程度似ていることを示す研究などもある。瞑想中は、睡眠時の脳波に典型的な徐波が優位になるが、一般に認知的作業に関連する速い脳波との独特の組み合わせになる。瞑想は、睡眠時の回復力や滋養になる面を模倣しているようだが、さらにリラックスと創造的思考も組み合わせているらしい。それによって記憶を固定する、リラックスした中での集中が生まれ、それが精神的健康状態に寄与し、認知機能を改善する。

だから、**活動と沈思の場と休養は脳の健康増進に必要で、それは自分や周りの状況に対して人を柔軟で寛容にさせる。**むしろムーブメント・ショービニストの、自分たちの信念体系は人間の目的という難問を説明するという一本調子の主張をよそに、そのムーブメントの逆の状態——静粛という、何千年にもわたる宗教的信念体系の中心的信条——は、個人的な幸福にも集合意識の発展にも重要に見える。この2つは、神経学的なレベルで強い相補性を示してきた。

これらの発見を踏まえて、「精神的および身体的（MAP：mental and physical）トレーニング」と呼ばれる、うつ病に対する新たな臨床的介入が進んでいる。うつ病の説明の1つとして、他の精神疾患と同じく、「世の中に対する無用な信念の保持」というのがある。うつ病の原因は実在しないとか、単に前向きなリフレーミング〔訳注：ある事柄を新しい視点で再構成すること〕で治せるとか言うつもりはない。だが、たとえば「自分には価値がない」とか、「自分などいないほうが世の中のためだ」とか思っている人がいたら、その根底にある脳のメカニズムを変更して、つきまとう負の信念を阻止できれば、大いに有益だろう。

ＭＡＰトレーニングとは、神経科学が証明した信念形成に関連する脳深部の機能を実践的に取り入れ、治療に応用しようとするものだ。瞑想に集中する時間と30分間のランニングなどの有酸素運動をする時間を、組み合わせる。予備研究を見ると、どうやらこの方法はうまくいきそうだ。やむなくホームレスになったばかりの、トラウマに苦しむ若い母親のグループでは、ＭＡＰトレーニング後の幸福度スコアは上がった。この方法は大うつ病性障害〔訳注：いわゆるうつ病〕と診断された人たちも救い、さらに、何の診断も下されていない、おおむね幸福だと答えていた人たちの幸福度スコアまで伸ばした。

確かに、ＭＡＰトレーニングのおかげで脳内のニューロンや回路の数が増えたのかどうかは、まだはっきりしない。だが、この予備研究は、神経科学研究が今までにない臨床的介入に上手に転用され、個人の健康と幸福に寄与するかもしれないことを示している。ＭＡＰトレーニングを利用して、健全に信念を変えるという望みがある。

脳の恐怖反応を乗っ取る悪夢のような「イデオロギーのスイッチ」や、法人や政治の利益団体によるマインドコントロールはさておき、この章の残り数ページでは気持ちをやわらげて、内省や訓練を通して自分の意識や他者の視点を変える、もっと力をもらえるようなモデルを見ていこう。

信念、運命、そして自由意志

この章では、世の中や自分自身への考え方が経験や成り行きに深く影響する、そのさまを調べてきた。人の信念は自分や他者によって意識的または無意識的に、どのように形成されるのか、そして変更されうるのかという問題を掘り下げてきた。信念形成の複雑さを過小評価してはいけない。種全体に及ぶ認知の欠陥から個人的な経験まで、あらゆることに左右されるし、遺伝子が決めた脳回路の特性というフィルターがかけられるからだ。この複雑なシステムは、信念や意識、自律性の程度といった、自己を反映する無数の確信を支える。

本書が中心に据えるのは、皆が見て見ぬふりをしてきた厄介な問題だ。わたしたちは生物学的宿命の支配下にあるのか、それとも自由意志を持つ行動主体なのか？　わたしたちには本当に「選択の自由」の可能性があるのか、それとも普段から行っている決定は実は必然的な計算の結果なのか？　自由意志とは単なる幻想なのか？

1985年、神経科学者のベンジャミン・リベットは、「動こう」という意識的な決断がなされるのは、脳が「動作を始めよ」という合図を発する前かあとかを測定する実験を考え出した。被験者には、自分の好きなタイミングで繰り返し手首を曲げるよう頼んだ。リベットはその動きが現れた瞬間と脳の運動皮質の活動を記録し、そのデータと、被験者が手首を動かそうと意識した時点とを比較した。手首が動いた正確な時間は、筋肉の電気的活動を拾って得た。同様に、頭皮につけた電極によって、運動皮質の電気的活動を高感度で記録した。リベットは、運動皮質からの潜在意識の指示が先にくることを発見した。動こうという意識的な決断は、それより350ミリ秒遅れる。そして、そこから実際の動きが現れるまでには200ミリ秒の遅れがあった。要するに、脳が行動を指示したあとで、その意識は自覚されるのだ。

この実験には明らかに限界がある。被験者が時計に目を合わせて正確な時間を読むのにかかる時間はエラーを起こしかねず、また、被験者の意思決定の感覚も主観的な報告による。何より根本的に、その実験は実験室でつくられた枠組みの中で行われ、非常に単純で簡単な決断を調べているからだ。とはいえ、その後も実験は繰り返され、何度も改善されたが、結果は同じだった。しかしこの実験は、わたしたちが日常行う、複雑で微妙な大量の決断とどう関連するのか？

解釈はさまざまだ。「**動作を起こそうとする脳と動作を決断する意識との間のタイムラグは、理論上はその動作を止めることのできる瞬間をもたらす**」と言う人もいる。現実世界に当てはめると、人に主体性を働かせるのは、頭に内蔵されたその一時停止ボタンなのだろう。いい考え方だ。しかし、他の習性と同じく衝動と自制のコントロールも、遺伝的素因と幼少期の学びとの組み合わせで決まるらしいということは、今や確立されている。一時停止ボタンを利用しがちな人もいれば、まったくそうでない人もいるのだ。

信念の変更についてのジョナス・カプランの取り組みを思い、わたしは自由意志という概念について彼の考えを聞きたくなった。彼の返答は明確だった。「わたしは自由意志を信じない。この世界は決定論的なものだ〔訳注：決定論とは、あらゆる事象、出来事は何らかの原因によってあらかじめ決められているとする考え方〕。わたしたちは自分の行動の立案者ではない。すべてはそれ以前の何かしらによって引き起こされている」。ただし、彼はこう補足した。「とはいえ、決断は部分的には感情の状態にコントロールされる。自分にはほとんど、いやまったく自由意志がないと思うと気が滅入るものなので、自由意志を信じることには大きな意味はある」。

こうした意見を、認知科学に取り組む人から聞くのは初めてではないし、これからも聞くだろう。最近の研究によれば、自由意志への信頼を失うと自己中心的で衝動的な行動が助長されるという。自分の行動は運命としておおむね定められていると思うと、人は自分のやることは何一つ重要じゃないと決めてかかるようになり、社会のルールを顧みずに欲望に従い始める。自由意志への信頼とは錯覚かもしれないが、社会を円滑に動かすには必要なのだろう（人生を円滑に動かすにも）。

心を広げる練習

やや違った視点から、自分の主体性を信じる必要性を探るために、高名な神学者で元カンタベリー大主教のローワン・ウィリアムズ卿に話を聞いた。神経科学は徐々に次のことを示唆するようになっている。個人の意識、つまり世の中への主観的な見方や世の中についてなされる信念は、とても賢い脳がその電気化学回路から生み出す、多くのものの中の1つにすぎない。もしローワンが自由意志を信じているなら、その自由意志は脳という物理的な構築物から生まれるのか、それともそれ以外の源に由来するのか、彼はどちらだと思っているのだろうか。それは神がつくったものなのか？　たぶん、意識とともに存在する魂が、人間の主体性に力を貸すのだろう。

「わたしは自由意志を信じます」とローワンは言った。「だが、〝自由意志はこうやって脳で生まれる〟という言葉と、〝自由意志の実際の働きは、完全には予言どおりにいかない〟という言葉の間に矛盾があるとは思わない。わたしが思うに、すべての決断が運命として定められているなどありえない。もし、わたしが今から5分間で何を言うかあなたに予言できるというなら、わたしだってこう言えるでしょう。〝いや、これから何も言うつもりはない〟とね。つまり、言語を介した情報交換は決定論的なしくみに影響を与えるのです」。

すると、決定論は個人レベルでは持ちこたえられるかもしれないが、他人が目の前にいれば崩壊するということだろう。会話に持ち出される内容はさまざまで、当然、理論上は無限であり、相手が何を言ったりしたりするかを説明できるような、ごく厳密な決定論的なモデルを保持するのは難しい（とはいえ、実際に、人が話すことの大半は予測可能な変数〈その人との関係、これまでの背景、感情のやりとり、社交上の期待、言語法則など〉に縛られるため、かなり多くの予測が可能だという、おもしろい実験はたくさんある。何を言ってもかまわない——たとえば「キュウリはすてきなペットになる」とか。それでも、人は自分が知っていることに固執して「外はとても寒い」などと言うのだ）。

自然科学の進歩を読み解くことで、ローワンは複雑な問題やその展開について深く考えるようになった。「生物の進化にはパターンがあって、それはある時点で自己像を心に描き、実在しないものを想像する能力を生み出すように思える。いったん発達した意識は、生物の世界に、機械論〔訳注：すべての事象の生成変化を自然的、必然的な因果関係によって説明し、目的や意志の介入を認めない立場〕的な予測が完全には成り立たない世界をフィードバックするようだ。それは〝行為主体性〟と呼ばれるものを介して行われ、システムを壊す。だから、わたしは単なる機械装置ではないんだ」。

ローワンは言語、特に人と人との言葉のやりとりこそが、行為主体性を発揮させる道具だと考えている。わたしはローワンに尋ねた。「あなたは想像し、熟考し、疑問を持ち、意見を伝え、それを他者と議論するような傾向を備えて生まれてきたと信じていますか？　自分が尋ねるであろう疑問や、自分が出すであろう答えを、過去の経験は教えてくれないのですか？」。「いえ、教えてくれますよ」と彼は言った。「けれど、教えることと決意させることは違う。過去は1つの要因です。わたしの素質もそう。だが、どちらも将来の行動について他の選択肢を消すほど、確固とした決定論的なものでしょうか？」

今のところ生物学にはその疑問にきちんと答えるすべはない、というローワンの言い分は正しい。過去の経験や神経生物学的なハードウエアが単なる未来のお告げ以上の予測をするとは、まだ自信を持って断言できない。それに、認知という概念に立ち戻り、物事や会話の記憶はどうしてもひどく特異的になることを押さえておくのも大事だ。発せられた言葉の解釈やそれにつながる感情は、過去の経験によってつくられる。

こう考えることもできる。どんなに複雑な人間行動も、大半は生物学的決定論の観点で説明できる──何といっても、ここ50年ほどの間で遺伝子やホルモン、エピジェネティクスについてはどんどん進歩してきたのだから。とはいえ、行動の因果関係についてのすべてを知ることは、おそらく絶対に無理だろう。それでいいのかもしれない。結局、ジョナス・カプランが示唆したとおり、自由意志とは錯覚かもしれないが、必要なものなのだろう。

決定論は理論という意味では成立しているが、ローワンが指摘するように、実験室での初歩的な発見を現実世界に適用し、だから自問の過程や他人の視点への想像力は必要ないと決めつけるのはだめだろう。ローワンはひと言、こう述べた。「わたしには、そういうのが人間同士の交流の秘訣だとは思えない」。

わたしは彼に「あなたには皆に〝自分は機械だと考えるな〞と言いたい遺伝子が組み込まれているのですか？」と尋ねてみた。ローワンは笑いながら言った。「たぶん、何かを変えたい、人に思考を促し、人間性に流れ込むさまざまな要素を理解したいという生まれつきの欲求はあるでしょう。自分の環境はどうしたってコントロールできないし、そこに介入さえできないという考えを、人に持たせたくないという気持ちはあります。簡単にいえば、何かを変えることはできると人に信じてほしい。そんなことはないとほのめかすような体制は、どんなものも強く警戒する。あなたならすぐ〝それがあなたの条件づけ、もしくは傾向なんですよ〞と言うでしょう。でも、ある考えが、それがたとえ決定論の表現であっても、世の中にいったん存在すればそれは検討の余地がある、という基本的事実にわたしは立ち戻るんです」。

神経科学と生物学的決定論について、別の視点からそのテーマを捉えるローワンと論を交え、わたしは大いに励まされた。また、神経科学の新たな発見と神学や哲学の従来の研究との間に部分的に重なり合う部分があることも再確認した。ローワンはあらゆる見解のうつろいやすさを強調したが、それは神経科学による信念の変更についてのジョナスの実験を思い起こさせた。習慣を変えると落ち着かないし、その習慣が信念という心的なものならなおさらだ。

ローワンが重要だと信じる「熟考」や「討議」、そして「希望」はわたしにある感情を残した……そう、希望に満ちた感情だ。わたしたちは皆、もう少し彼を見習うべきだろう。その活発で実践的な思考の柔軟性、思いやりの心、そして好奇心を。

第7章

予測できる脳

未来は変えられるのか

前章では、「自主的な行為主体」という大切な概念は神経科学研究を抑えて生き残れるか、というきわめて抽象的な問題を考察した。わたしはローワン・ウィリアムズと彼の信じる人間の主体性について話した際、あえて自分が信じる生物学的決定論を強力な別の視点にさらした。心を柔軟にする実践から得る大きな効力に元気づけられ、あの邂逅を終えた。人間行動の神経生物学的な理解は進みつつあると引き続き信じているが、あの知見を現実世界の中に据えねばならないことも確信した。もしこれができなければ、人間性の微妙な理解に欠け、知らぬ間に倫理的な窮地にはまる危機を迎えるだろう。

この章と次章では、個人の行動や自己意識はどのように脳から生じるかという抽象的な疑問からは離れよう。今度は、神経科学から生まれた新たな知見とともに、実践的なレベルですべきことを考えてみよう。まず、医学をスタート地点とし、この章の焦点に据える。医学は神経科学がすでに大きな実際的影響を与えている分野だし、生物学的に定められた結果という概念が、最もはっきり見える分野だからだ。

医学研究者や医師らは、徐々に取り組まねばならない複雑で倫理的な問いをすでに投げかけている。神経生物学が健康の転帰をどう形成するかがわかるにつれて、医学的な未来が予測できるようになるだろう。だが、わたしたちはそんなことを望んでいるのだろうか？　たとえばアルツハイマー病やパーキンソン病、脳腫瘍になりやすいとわかれば役に立つのか？　もしかすると、そういう知識は未来への期待を損ないやすいのではないか？

その問題は、人生における自主性の位置づけをどう考えるかという核心に触れる。もちろん、答えは多くのものに左右される。わたし自身、「ヘモクロマトーシス」のキャリアだと知ったときは、どちらかといえば害はないという見通しだったにせよ、複雑な気持ちだった。ハンチントン病の診断検査を受けるかどうか決めねばならない人に話を聞くと、避けがたい運命が確認されてしまうなら、その知見は必ずしも力にならないとわかる。自分がアルツハイマー病になるリスクがあるとわかっても、そのリスクを軽減できる方法があるのと、治療法がほとんどない、不治の深刻な病気に確実にかかると告げられるのとでは、まったく違う。場合によっては（極端な事例なら）、自分の運命を知るより知らないほうがいいだろう。それがわかって、わたしは情けない気持ちになった。

それでも、「ハンチントン病」という珍しく難しい症例について考える前に、他の精神疾患や神経学的疾患の進行を見分ける「バイオマーカー」の飛躍的進歩（ブレイクスルー）について考えよう。そこには楽観的になれる大きな根拠があるのだ。

未来を変えるための予知

バイオマーカーとは、要するに生物学的な状態を予想する測定可能な指標だ。たとえば、血球に抗体が存在すれば、それはある感染症のバイオマーカーになる。BRCA1遺伝子やBRCA2遺伝子の特異的突然変異は、乳がんへのかかりやすさを示すゲノムバイオマーカーだ。ある人が独特な振る舞いをしがちなら、その人が精神衛生に関わる具体的な疾患にかかりそうかどうかを、より高い感度と選択度をもって予測できるバイオマーカーが、神経科学の発達のおかげでつきとめられている。また、バイオマーカーは、その人が特定の治療にどのくらい反応しやすいかも予測できるのだ。

以前は、迷信や神秘的なものと絡めて考えられていた疾患の秘密は明らかになり始め、感度の高い診断がなされるにつれて、治療はより個別的で効果的なものになりつつある。今では、これから30年の間にアルツハイマー病になるかどうかを、まだ兆候も現れないうちから予測できる信頼度の高い診断検査もある。パーキンソン病や薬の効きにくいうつ病の発症リスクを予測する、新たな検査も提供されつつあり、精神病の人を個別に治療するためのバイオマーカーの利用はますます可能になっている。

イギリス政府はこうした研究結果をもとに、NHSにオーダーメイド医療が組み込まれることを期待している。2012年、政府は「10万ゲノムプロジェクト」と呼ばれる、数百万ポンド規模の研究投資を率先して行った。がんを始め、拒食症や統合失調症などの疾患にかかった人のゲノムを解読し、医療に役立つ、より多くのバイオマーカーを特定するプロジェクトだ。疾患の原因となるメカニズムをさらに理解し、早期の診断ができれば治療成果を向上させられるので、世界中の人々の生活の質を上げるという最終目標に向かうことができる。

そんな発展の見通しに、人々が興奮するのはもっともだ。医療のブレイクスルーに関していえば、前世紀は目を見はるほどの向上があった。思いつくだけでも、キーホールサージャリー〔訳注：ファイバースコープを利用して、きわめて小さい切開部から小型の手術器具を差し入れて行なわれる手術〕や臓器移植、体外受精、がんの分子標的治療としての免疫療法などがあるが、これでもほんの数例だ。だが、今こそ神経学の誇大広告の危険性を思い出すべきタイミングだろう。

今のところ、脳以外の器官を原因とする健康問題を予測して治療するのは、ずっと簡単だ。脳はその不思議な力をなかなか明かさず、最近ようやく、複雑な何層ものベールを脱ぎ始めたところだ。そのため、個人の行動や人格特性の発現について、信頼できる予測が成り立つかどうかは大きな疑問だ。わたしが本書でずっと強調してきたように、神経生物学はきわめて複雑で、ただ1つの遺伝子（あるいはただ1つの脳の領域や、何であれただ1つのもの）が人間行動の何らかの面に関わるといえるほど、お手軽なものではない。

頭の中では今もあの大量の但し書きが警告を発しているが、それでもわたしは、将来は脳の健康や人の気質、技能の範囲、ありうる人生の結末、個人的リスクについて、多くのことが予測できるようになると信じている。脳の地図作成においては、常にブレイクスルーが起きている。本書の最初のあたりで述べたとおり、今では胎内で赤ん坊が育つにつれてコネクトームが形を成すのが観察できる。その子がこの世に誕生したあとも、環境との相互作用で脳内の結合がどう育ち、変わるのかが可視化されるので、脳回路への影響も調べることができる。

大がかりなゲノム地図作成プロジェクトが結実し、大量のデータが開示されれば、科学の全景はどんどん変化するだろう。データはわたしが書き込むそばからオンライン化され、初期研究は毎週、登場する。知性や想像力、強い意志といった、成功や望ましい性格特性という前向きな成果と関連する遺伝子は、明らかになりつつある。また、長寿など、他の生物学的プロセスに関連する遺伝子もある。

さらに、処女（童貞）を失うだろう年齢に関与する遺伝子までもが最近、特定されるようになり、それには実に25％の遺伝的性質が関わると考えられている。それらの遺伝子は思春期の到来を指示し、冒険的な行動や衝動性、刺激を求める心という青年期のフル装備に関わっている。

遺伝学的スクリーニングを行う営利企業は、こうしたあらゆる研究結果に飛びつき、研究者集団と協力体制を結んで、一番乗りで知性や創造性に関わる遺伝子検査を提供しようとしている。一方、製薬会社はこうしたデータへのアクセス権について、すでに取引をまとめつつある。今や、数百ポンドと数時間があれば、あなたの全ゲノム解読は可能なのだ。健康問題の発端や、範囲を絞った報告を選択できる。その範囲とはたとえば、アルツハイマー病やパーキンソン病などの疾患への遺伝的なかかりやすさや、自閉症スペクトラム障害や嚢胞性線維症、遺伝性難聴などの40の多様な疾患に関与する、遺伝子変異のキャリアかどうかなどだ。

わたしが本書を手がける間に話を聞いた人たちの多くが、商業的なゲノム検査の有用性について疑念を口にしていた。皮肉なことに、その検査が提供する真に有用な情報は利用できないかもしれないのだ。特定の深刻な病気へのかかりやすさについての情報および遺伝カウンセリングを提供するには、法律上の要件を満たさねばならないからだ。

それでも、ゲノム解読に関わる市場が大いに成長しそうなのは確かだろう。その進歩は現在のコネクトームの革新と相まって、遺伝子や脳回路、環境との相互作用について、もっとはっきりした理解を促すだろう。つまり、生まれと育ちを分けて解き明かすことが可能な時代に入ってきているわけだ。だが、こうした利益第一主義においては、信頼性が損なわれたり、大量の誤情報が売られたりするだろう。神経学の誇大広告はかえってひどくなるばかりだ。

未来を知るリスクとは？

短期的に見ると、未来を知ることは人が自分自身を知り、人生の決断をする上で甚大な影響を及ぼすため、必ずしもプラスには作用しない。たとえば、もしあなたが民間の遺伝子検査を受けることができて、不安障害になるリスクがあると告げられたら、それが何を意味するのか、どう行動を改めたらいいのかと考え、あらゆる結論を引き出すだろう。その情報は、ただでさえ不安障害のリスクがあるあなたの不安をますます増幅させるだけなのだろうか？

わたしが思うに、その新たな知見をえせ科学的に捉える視点はきっと出てくるだろうが、ますます魅力的で、信頼できる研究も現れるだろうし、未来予測にしっかりと取り組める実用性も出てくるだろう。今後10年ほどのうちに、生涯にわたる健康の程度だけでなく、幸福度や成功度、裕福度までわかるようになるかもしれない。問題は（健康の転帰の場合と同様に）、皆、本当にそんなことが知りたいのか、それは力になるのか、それとも幻滅や早まった失望につながるのか、ということだ。

さらに、自分で勝手に決断を下せるのかと問われれば、ますます厄介な問題が持ち上がる。

あなたは生まれつきの病気へのかかりやすさを知らないほうがいいと判断し、できる限り前向きに生きるという選択をするかもしれないが、必ずしも全力でその知見を拒めるとは限らないのだ。想像してほしい。ある医療提供者が治療を始める前にゲノム検査を求める。それは良識ある根拠に基づくものだろう（どの治療法が最も効果的か見きわめるためだ）。だが、遺伝に関するプライバシーや医療提供にまつわる厳しいガイドラインをつくらなければ、混乱のシナリオは目に見えている。

イギリスでは、誰でも無料で医療を受けられるが、そのモデルは切迫した状況にある。他国においては一般的な、民間健康保険をベースとしたモデルに移行するかもしれない。その流れだと、保険会社は保険加入の必須条件として検査を主張すると考えられる。もし、不健康な未来を示唆する結果なら、保険会社は間違いなく保険料を引き上げるか、ことによると加入を断りさえするだろう。

体外受精の措置において、あるいは出生前診断の一環としての潜在的なＤＮＡ型鑑定の利用を問う、深刻な倫理的問題はすでに存在している。親には子どもの運命を解読する権利が与えられるべきなのか？　ダウン症の胎児を宿した妊婦の大多数が中絶するという、現在のイギリスの状況をかんがみるに、こうした前例をつくったわたしたちは、選択した胚を着床させる行為を通して人間のどんな特性を選別したいのか、集団にどの特性を保持させたいのかを問わねばならない。社会として、どこまでスクリーニングや「デザイナーベビー」の創造は許されるのか？　最近の科学技術の進歩を考えると、これは特に問われるべき問題だ。

妊娠5週目に入る頃に遺伝子検査ができる、新しい試験方法がある。母親の血液から採取された胎児細胞は分離され、検査される。この方法は従来の出生前遺伝子診断より侵襲性がずっと低い。従来は羊水穿刺（せんし）か絨毛生検により診断されており、両者とも流産を引き起こすリスクがあった。

しかし、新しい無侵襲的出生前遺伝学的検査（NIPT：non-invasive prenatal testing）には、ますます多くの倫理規定が伴うようになっている。医学分野での容認基準を設ける世界で最も影響力のある組織、ナフィールド生命倫理審議会は、先頃、その倫理規定を検討した。そこには、自分の健康や能力、人格、体格に関する情報に自分がアクセスしたり他者がアクセスしたりするのを許すかどうかを、未来の個人が選択できなくなるのではないかという問題がある。さらに、性別などの特定の遺伝的特徴に対する差別を助長し、「普通の」あるいは「健康な」赤ん坊の要素とは何かといった、有害な認識をもたらしかねない。

このような懸念からナフィールド生命倫理審議会は、NHSであろうと民間市場であろうと、ゲノムスクリーニングを用いて、将来に発現するかもしれない疾患を理由に赤ん坊をふるいにかけてはならないと主張している。「深刻だが治療可能な」場合のみ、また、ゲノムスクリーニングが「健康障害または死亡の率を減らす」証拠がある場合に限って、スクリーニングはなされるべきだとしている。だが、その境界線はいったいどこに引かれているのか？

技術的なブレイクスルーによって、ゲノムスクリーニングのみならずゲノム編集の新たな適用が可能になったことで、問題はさらにややこしくなりつつある。２０１８年夏、ナフィールド生命倫理審議会は、出生前診断についての前言を考えると驚くような動きをし、着床以前のヒトの胚への遺伝子修飾の処理に一時的なゴーサインを出したのだ。報告書によれば、それが「子どもの最大の利益となり、既存の社会的不平等を助長するものでない」なら、倫理的に容認できるということだった。遺伝子編集をしなければ深刻な状況や疾患にいたる場合に、利用されるのは明らかだろう。だが、「最大の利益」の定義に使われる専門用語は、さまざまに解釈できるのだ。

ここ数年で、ゲノム編集技術は信じられないほど進歩している。ＣＲＩＳＰＲ／Ｃａｓは、ウイルス攻撃から自分のゲノムを守る細菌のメカニズムから着想を得た技術で、あらゆる生物の遺伝子の改変に利用できる。ＣＲＩＳＰＲ／Ｃａｓの利用については研究目的として科学界で広く支援されているが、ＣＲＩＳＰＲの共同発明者の1人であるジェニファー・ダウドナ教授などの一部の科学者は、着床前の胚を扱うような、臨床目的でのヒトゲノムへの適用は、すべての予想される影響が「科学組織や政府機関で議論される」まで、世界的に一時禁止にせよとしきりに説いている。倫理的、道徳的問題に加えて、その技術の長期にわたる安全性が証明されるかどうかもまだわからないのだ〔訳注：ジェニファー・ダウドナ教授は、2020年にノーベル化学賞を受賞した〕。

本書を出版しようとしていた頃、中国の一匹狼的なある研究者が、この技術を用いてHIVに耐性を持つよう胚にゲノム編集を施し、編集に成功した胚を母親の子宮に着床させたと公言した。そして、双子の女児が2018年に誕生したとされている。人の生命の創造にそのような実験的な技術をもって、倫理上や安全上、法律上の枠組みもないまま、大胆にも計画が進められたことに、世界の科学界は騒然となった。その研究者が所属する大学は、「学問の倫理と規範を著しく踏みにじる」研究に対して調査を始めたという声明を発表した。この実例が示すのは、かつてないペースで実験を可能にさせる技術躍進のスピードと、その新技術をどう適用するべきかの慎重な検討との間に隔たりがあることだ。

行動遺伝学についての発見が増えるほど、こうした問題はますます複雑で切迫したものになるだろう。それぞれの場合に応じて、先天的要素の影響を軽減するために社会が介入できる余地はあるのだろうか？　たとえば、いずれ統合失調症のあらゆる原因が特定されれば、もう誰も治療されずに苦しむことのないように全体としての解決は図れるかもしれない。しかし、知的障害についても同じことがいえるだろうか？　自閉症については？　ＡＤＨＤや躁病は？

これらの診断を受けた人の中には、プラスの側面を見せる人もいる。それは、社会が混乱した場合のレジリエンスや、何が起ころうと世の中を論理的、体系的に見ることのできる能力、冒険への情熱と創造性、高い生産能力を持って人生を楽しむ時間などだ。そういった特性も消去すべきなのか？　これらの疾患はすべて多数の遺伝子が関わっており、それらを消すような編集はまだ実現困難だろう。だが、技術がさらに精巧になれば変化は起こるだろう。ナフィールド生命倫理審議会が強く主張するように、こうした技術が将来、どのように適用されるべきかを公に議論することが必要不可欠だ。

健康の転帰から社会の行く末を見通せば、倫理だけでなく行政の影響も受ける図が見えてくる。この章の考察を進めているときに、わたしはエジンバラ大学の遺伝学者のデイビッド・ヒル博士と話をした。博士の研究は、高い知能に関連する遺伝子は長寿や高い幸福度、高い社会経済的地位（SES：socioeconomic status）とも相関することを示唆している。

人生の大事な面に関わる、小さいが重要な遺伝要素が存在するなら、彼の研究が示唆するように、世代を越えて伝わる貧困の類いを減らすための介入について、議論は変わるのか？　すでにいくつかの研究は、低い社会経済環境での育ちは神経発生に不利だという相関を示している。残念ながら、この新たな遺伝学の知見は、社会的不平等を軽減するシステムづくりではなく、単にそれを強める方向に利用されるのは目に見えている。政治家などに、不介入の根拠として生物学を利用されるのは危険だ。

いつものことながら、データにはさまざまな利用法がある。デイビッドは、研究結果は社会的不平等の緩和に利用できると考えている。その研究結果は、問題の規模とあらゆる介入の効果を測る有効な手立てをもたらすからだ。「SESのようなものを受け継ぐ率は、成功のための環境機会がどれだけ平等に社会に行き渡っているかの指標になる」とデイビッドは言う。「だから、SESを受け継ぐ率が高ければ、より平等な環境ということだ」。つまり、高いSESに関わる遺伝子を特定できるということは、実は人々がより平等な社会をつくっている表れなのかもしれない。この研究の詳細とその潜在的な影響については、またのちほど考えよう。

つらい運命を変える

現在は、人それぞれの状態に合わせてあつらえた治療を受けられるという、医学の時代へと進歩しつつある。全ゲノム解読やウェアラブル・トラッキング技術、大量のデータを高速で処理するハイスループット解析といった技術革新の組み合わせは、予測と個別ケアの時代をもたらした。まもなく、ある病気の発症リスクの特定だけでなく、おのおのの患者が具体的な介入にどう反応するかも予測可能になるだろう。

臨床医や製薬会社、政策立案者は、患者に対しても病気に対しても、従来の「これ1つですべてをまかなう」手法から離れようとしている。この事実を受け入れるなら、どんな人も治せる「魔法の弾丸」、つまり特効薬を発見する見込みはあまりない。わたしたちは1つの種として多くの属性を共有しているが、個人としては、健康であっても不健康であっても、それぞれに独特な存在だからだ。**将来、期待できるのは、健康関連で待ち受ける運命をしっかりと予測でき、病気になる前に、正確な方法で1人ひとりの体質に最適の治療法を決めることだ。生物学的宿命が姿を現す前にそれを阻止する可能性には、今にも手が届きそうだ。**

これはまさに、わたしがほぼ20年前に希望していたシナリオだ。当時、わたしは看護助手として精神科病院で働いていた。あの頃でさえ、精神医学にはすぐにでも改革が必要なのは痛ましいほど明らかだった。診断システムは特異性や感度、結果という観点からするとどう見てもうまくいっていなかった。患者が本当は何に苦しんでいるのか、はっきりしないこともよくあった。

他の医学分野では日常的に活用されている高感度試験の類いが、精神科診断には欠けている。たとえば、甲状腺の異常が疑われる場合は、サイロキシン濃度を測定し、ホルモン処方や手術によってそれを調節する。それに対して、精神科診断は大部分が、患者の自己報告による感覚をもとにしているのだ。

これは明らかに問題だ。そもそも、調子がいいとか悪いとかの体感は日々、変化する。加えて、深刻な精神衛生上の問題を抱える人は自分の感情を分析できるだけの認知能力がないかもしれないし、それどころか自分の心の状態を伝えるのはおろか、何が現実かも認識できていないかもしれない。だから、もし2人の精神科医にある患者の診断を依頼したら、両者が互いの診断に納得する確率はわずか65%ということになるのだ。

さらに厄介なことに、統合失調症だろうと自閉症だろうと、双極性障害だろうとうつ病だろうと、その診断は、当時わたしが接していた患者のその後の人生の予測には、ほとんど役立たなかった。各疾患の間では重複する症状がたくさんあり、その現れ方も人生の道筋も人によってさまざまだったため、治療の基礎となり、予後を良好にする信頼できる情報はほとんどなかった。

診断が適切だったとしても、標的を絞った治療も、効果のある治療もされないことが多かった。患者らは、深刻な副作用のある一握りの薬に頼っていた。1960年代に行われていた大脳の白質切除術や電気ショック療法に大幅に取って代わったのは、薬理学だった。医師らが信じていたとおり、それから数年のうちに科学は多様な奇跡的治療をもたらし、医学界には喜びの声が上がった。しかし残念ながら、その数年の間に、薬理学には問題がないわけではないことが露呈したのだ。

薬物治療は化学シナプスの革新的な発見によって、そして、それとともに発達した。精神薬理学が関わるのは患者が服用する薬だ。その薬はシナプスにおいて、特定の神経伝達物質の受容体を活性化もしくは遮断し、脳内の情報の流れをコントロールする。残念ながら、脳の1つだけのシステムに絞った薬物療法は不可能だ。神経伝達物質は、脳のただ1つの経路を開く1つの鍵ではない。むしろ、マルチタスクをこなし、さまざまな受容体に収まることによって、さまざまな神経細胞と「会話」することができる。どのタイプの受容体にはまるかによって、違った効果を発揮する。この複雑さに加えて、受容体は神経系のいたるところで広く発現する。要するに、錠剤を1つ飲めば一発で特定の振る舞いに変化が現れる、ということはありえないのだ。理由は有効成分が神経系全体にわたって広く作用するからであり、それゆえあらゆる薬に副作用があるのだ。

薬理学は60年代から進歩し、薬剤は一定の症状のある一定の患者を救えるほどには発達したが、新薬による治療で精神疾患を「治す」という発想は行き詰まっている。その間にも、患者は副作用に消耗し、苦しんでいる。副作用は、その個人がどんな受容体を発現しているか、既存の化学組成や代謝作用がどんなものかによるため、人によって大きく違う。その結果、精神衛生上の問題を抱える人の大半は、救いになりそうな薬を見つけるまで、さまざまな薬をさまざまな量で試すという、うんざりするような過程を経なくてはならないのだ。さらに、継続的に治療を微調整する必要もある。時間とともに、受容体発現プロファイルや化学薬品に対する感受性が変化するかもしれないからだ。

わたしが病院勤務をしていた頃はかなり希望のない状況だったが、それ以降、精神衛生問題の因果関係の理解は大きく進み、診断や治療の改善にも希望が出てきた。**精神疾患の大半は神経発達に原因があると示唆する証拠も相次いでいる。つまり、問題の始まりは、赤ん坊が胎内で育つ際のニューロンの結び合いの不具合にある**というのだ。これには遺伝的要因が関与し、出生前の環境にも意味がある。また、母体が高いストレスホルモンに長期間さらされることや、母体感染、深刻な薬物乱用も原因になるかもしれない。生まれたあとの乳児期には、これまで見てきたとおり、他の経験的な要因も意味を持つ。

精神障害や発達障害の一因となる遺伝的要因についてもっと知ろうと、わたしはケンブリッジ大学とアデンブルックス病院の臨床遺伝医のケイト・ベイカー博士に話を聞いた。ケイトが特に注目しているのは、子どもの神経発達問題の遺伝子的原因を見つけることだ。彼女のもとへは、子どものことを何カ月、あるいは何年も心配した家族が、かかりつけ医からの紹介でやってくる。

染色体マイクロアレイ〔訳注：ゲノム中の微細なレベルの欠失や重複などのコピー数変化を検出する技術〕やエクソーム解析〔訳注：ゲノム中のタンパク質に翻訳されるエクソンと呼ばれる領域を網羅的

に解析する手法）といった新しい遺伝子検査法のおかげで、自閉症スペクトラム障害や統合失調症、学習障害など、幅広い診断に関わる遺伝的変異の特定はますます可能になっている。しかし、患者や家族によっては、検査結果の解釈が込み入ったことになる場合がある。ケイトは臨床医として、多くの時間を割いて検査結果の意味を検討し、おのおのに合った医療プランを立てている。

わたしは精神科病院で勤務していたときに直面した問題を話し、あれから状況は変わったのかどうか尋ねた。ケイトが非常に前向きな視点で答えてくれたのは、驚きだった。現在では、人は特定のラベルが永久に貼られたままの所定の箱に収まるものではないという考え方が、徐々に、そしてはっきりと受け入れられつつあるらしい。

「誰でも身体と脳、社会経験が複雑に絡み合っている」とケイトは言った。「いろいろな箱に入りそうな患者を何人も診ました――たとえば、ある子どもは自閉症やてんかん、統合運動障害、学習障害に当てはまりそうだった。そういったものを全部、脇にどけて、現れたり消えたりするいろいろな症状に関わる、あるいはその原因となるメカニズムがわかるかどうかを問うことがわたしの仕事です」。

精神医学関連の患者の一部で、遺伝子による問題が大きな要因として確認できることが今では知られている。たとえば、染色体検査ではわずかだが重要な特異点（遺伝情報の欠失や重複）

が、自閉症と学習障害では10～20％くらい、統合失調症では5～10％くらいに見られる。これらの検査の医療への導入はなかなか進まないが、その主な理由は、治療への影響力がないからだ。今後の病状の進行や特定の治療への反応について、そのデータはまだ正確な予測には使えない。

理論上は、さまざまな治療の試行錯誤という、つらい実験的な過程を軽減することもあるかもしれないが、ほとんどの遺伝子診断においては、個別の治療選択の裏づけとなる証拠はまだ入手できないのだ。遺伝性疾患の診断で大いに役立つのは、のちの人生の「身体的健康問題」における危険因子を医師が特定できることだ。だが、実際には成人期に発症する健康問題の情報を得ても、家族にしてみれば幼い子どもへの心配の種がまた1つ増えるだけだ。家族にとって、今、目の前にある不安は学習や行動についてなのだから。

治療への効果は限られるとしても、検査は家族による子どもへのケアに前向きな変化を与えうる。ケイトが診ている患者の中には、情報の処理やふるい分けに苦労する遺伝的素因を持つ子どもたちがいる。ケイトとわたしは、ある睡眠不足の両親のつらいいきさつを話題にした。子どもは幼児で、図書館に行くとひどく攻撃的になり自傷行為にまでいたるというのだ。一部の子どもたちにとっては、蛍光灯や反響音、あざやかな色といったあらゆるものが感覚への過剰な負担となる。親は、子どもがすっかり混乱して切羽詰まった状態なのはわかるのだが、どうしてやればいいかわからない。「〝それには身体的要因があるんですよ〟と告げ、〝お子さんの人生の節目ごとに、特定の環境を避けて、十分すぎるほどの安心感と調整の時間を提供すれば、お子さんを支えることができますよ〟と家族に伝えると、ずいぶんほっとされます」とケイトは言う。

今のところ、遺伝的要因を知ることで最も大きな恩恵を受けるのは、おもしろいことに心理面らしい。ケイトの話では、患者の多くは、困りものだった行動の根底に遺伝子変異があると知ると、非常に安心するという。自分が相手にしているのは生物学的要素による疾患だと他人にわからせることで、精神医学に絡む一部のスティグマに対処できるのだ。

検査結果は、責任感に押しつぶされそうな家族の感情をやわらげ、現実を受け入れる気持ちを促すこともある。その子は単に「気持ちの切り替え」ができないだけだと周囲の全員がいったん受け入れれば、皆、その状態に順応し始める。たとえば、若年性糖尿病の場合と同じように。一方で、得られる情報が足りないことにがっかりしたり、遺伝子的原因がわかっても治療は変わらないことにいらいらしたりする場合もよくある。個々の将来については、まだわからないことはたくさんあるのだ。

まだ症状を呈していないとか、それどころかまだ生まれてもいない人の障害の発現を予測するために、遺伝子診断検査を利用するという漠然とした内容についてはどうだろう？　たとえば第一子が深刻な遺伝的精神疾患で、現在では有効な治療法がなく治る見込みがない場合、遺伝子診断技術を利用して、第二子を産むかどうかの決断のために情報を得るというシナリオをどう思うか、わたしはケイトに尋ねてみた。

このシナリオの検討を受け入れる前に、ケイトは、現在の遺伝子検査は特定の疾患へのかかりやすさを予測するのだとしきりに指摘しようとした。ただし、確実に予測できるわけではないが。人それぞれに状況は違う。とはいえ、ケイトはまさにこの状況にある両親の対応をしている。まだ生まれていない子どもの遺伝子検査を考える両親を支えていくのは、非常に神経を使うという。

「まず念頭に置くべきは、第一子の問題がどの程度、深刻かということ。話し合いのすべては、その情報にかかっている。第一子に新規突然変異〔発生初期に子どものDNAに現れる完全にランダムで不運なスイッチ〕があったのか、それとも、問題の遺伝子は片方の親から受け継いだのかどうかを調べるために、両親に検査を提案する。もし、親のどちらかがキャリアだったら、生まれてくるどの子も50％の確率で、その遺伝子変異を受け継ぐ。深刻な結果についての特異度〔訳注：陰性のものを正しく陰性と判定する確率〕の高い検査の話をすると、家族はその検査を胎児に受けさせたいと思うかもしれない。家族が望めば、検査は行われる。結果が陽性なら、妊娠中絶も含め、あらゆる選択肢を両親と話し合う。陽性であっても家族が妊娠の継続を決めた場合、その知見は早期治療への道筋を平坦にし、何とか予想を立てて、子どもに合った環境を調整する助けにもなります」

ケイトは、どうしようもないほどつらい状況にいる人たちと接している。その仕事に全力を尽くし、うまくいくこともあるが、「こういった流れでの遺伝子検査には難問を突きつけられる」と強調する。「もっと遺伝子検査をやるべきだと最初に言ったのはわたしだけれど、これはとても注意を要する問題です。〝もしこれこれの状況になったら、あなたはどう感じるでしょうか？〟といった質問をたくさんして、相手に心の準備をさせる努力が必要になります。わたしが対応してきた人たちは、望まない診断結果にも冷静に対処できると自分では思っていたのに、実際はそのせいでもっと不安になりました。それは、子ども本人との関わりに影響します。たとえば、わたしたちは子どもの誕生時にこういった疾患への検査をすることは勧めません。〝自分はXあるいはYという病気にかかりやすい〟というレッテルを貼って、何かの助けになるのかという現実の問題が存在するからです。むしろ、それは子どもにとっては害になり、家族や仲間を遠く感じさせるかもしれません。だから、問題が発生したとき、わたしたちは初めて動くのです」。

ケイトと話すうちに、神経生物学がいかに運命を形づくるかがわかるとともに、倫理的な複雑さがはっきりと見えてきた。おかげで、脳に関する予測が増える中、その厄介な含みにもっとしっかり取り組む道を進もうとわたしは思った。生物学がまさに運命を表すような例は比較的まれだが、その場合、運命は実に暗いものなのだ。

運命を「知る」か「知らずにいる」か
――選択の狭間で

運命を知ることによる影響を測るなら、ハンチントン病は非常に劇的でわかりやすい例になる。ハンチントン病は、遺伝コードにおける突然変異が神経回路網の構築に激しく作用して起きる。この病気が広く研究されているのは、1つには単一の遺伝子変化によって発症するため研究しやすいからだが、患者をひどく消耗させる不治の病だからでもある。その突然変異を持つ人は、必ず発症する。患者の子どもの半数はその突然変異を受け継ぎ、やがて発症する。それは、病に苦しんでいる家族にとって壊滅的な状況になりかねない。この病気には、不随意運動や協調運動障害、進行性の抑うつ、不安、易怒性、感情鈍麻、精神異常などのさまざまな症状が見られる。

普通は30代で症状が出始め、診断後、15年から20年で死亡する。根本原因はHTTまたはハンチンチンと呼ばれる、たった1つの遺伝子だ。それがコードするタンパク質は、脳のエネルギーや接続性の原動力に関わっている。すでにハンチントン病の正確な原因については非常に多くのことがわかっているが、悲しいことに、現在のところ治療法はない。それでも、週単位での進歩が見られ、処置法も向上している。患者の子どもに対する遺伝学的スクリーニングは、NHSで受けられる。だが、検査を受けるという選択には、相当な熟慮が必要となる。

もっとわかることはないかと、父親が40代の終わりにハンチントン病と診断されたという、リジーに話を聞いた。リジーの父は長い間、たいした症状もなく過ごしていたが、それでも病状は次第に悪化した。「父は2年前、60代の初めに、精神病の症状が出て夜中に目を覚ますようになりました。ある晩、母が精神科に電話してついに入院となり、それからずっと、安全な療養施設で暮らしています」。

リジーが目の当たりにしたハンチントン病は、まれなケースだ。父親が発症したのは比較的高齢になってからだし、衰え方もゆっくりとしている。リジーが子どもの頃は父の病気に影響されずにすみ、症状が出始めた頃には、彼女はすでに実家を離れていた。だが、それから20年にわたって、自分も発症する可能性を知りながら、家族とともに直にその病気とつきあってきたのだ。よくよく考えた末に、リジーは検査を受けないことに決めた。自分がその欠陥遺伝子を持っている可能性は50％だ。もし、検査結果が陽性だったら、自分の子どもにその遺伝子が渡る可能性は50％。この潜在的なリスクは、子どもをつくるかどうかの決断に影響を与えたのだろうか？
「パートナーとわたしは子どもを持つと決めました」とリジーは言った。「ただし、子どもは若いうちにつくることにしました。父が遅くに発病したことを考えると、もしわたしが病気になることがあっても、そのときには子どもたちがある程度大きくなっているようにと考えたんです。それに、治療法もかなり進歩するっていう希望を持つことにしました。子どもたちが、症状が出るかもしれない年齢になる頃には、治療法はびっくりするほど進歩しているような気がします。これまでずっと大変だったけれど、この経験のおかげでせいいっぱい生きることが一番だと思うようになりました。父が療養施設に入ったとき、わたしはきっと喜んで受けただろう仕事を断って、マンチェスターに戻ったんです。だって、そうすればもっと頻繁に父に会いに行けるから」。

わたしは、43歳のマリアにも話を聞いた。家族らに診断が下されたのは、マリアが10代半ばの頃で、母親は深刻なさまざまの初期症状を呈していた。「母の診断は恐ろしいものでした。自分の将来が怖くなりました。だけど、心にのしかかったのは、病気が遺伝するというリスクのせいで子どもを持てないだろうということでした」。

マリアは何年も、検査を先延ばしにしていた。検査を受けたいと思い、手順についてカウンセリングを受け、予約を入れ、検査センターへ何度も足を運んだが、母親の病気の進行を目にしていると、検査の過程をなかなか最後までこなせなかった。毎回、途中であきらめ、結果を受け取るまでにいたらなかった。「そのうち病気にかかると知ったら、これからどう生きることになるのか想像できなかった。何人かにこの話をすると、〝へえ、あたしならすぐ検査するけどな。だって、知っとかなきゃ〟と軽く言われました。でもね、この状況になってみないと、どんな気持ちになるかなんて人にはわからない。どれだけ怖いものか。身近な話だと、住宅ローンを組んだり保険に入ったりという、人があたりまえだと思うことがずっと難しくなるんです」。

2年前、マリアはとうとう検査のすべての過程を終えた。まだ、症状はなかった。「ようやく検査と向き合えるようになったのは、たぶん、わたしは病気にかかっていないと思ったから」とマリアは言った。幸いにも、結果は陰性だった。「そりゃもう、ほっとしました」。だが、残念なことにその結果が出る頃には、あれほど欲しかった子どもを持つことはできなくなっていた。そんないきさつゆえにマリアはわたしに話をし、「精神障害についての議論が深まり、偏見やスティグマが減れば、自分はひとりじゃないと皆に知ってもらえる」と主張したのだ。ハンチントン病のようなまれな病気でも、同じようなつらい経験を持つ人たちが互いに手を取ろうとする団体がある。リジーとマリアを紹介してもらった組織「ハンチントン病協会」もその1つで、同協会は新たな研究情報とともに支援を提供している。

わたしは深く胸を打たれ、リジーとマリアとの対話を終えた。同時に、運命を知るほうがいいに決まっているという、自分のかつての姿勢には微妙なものが芽生えていた。わたしがヘモクロマトーシスのキャリアで、それによって息子が曖昧な状況に立たされたと知ったときは、「知識は力なり」という格言に対するそれまでの信頼が一時的に揺らいだ。今回のことで、人生のたいていのことと同じく、その格言も時と場合によることが前にも増してはっきりわかった。

リジーは検査を受けない選択をした。本人が自信を持って言うところの「もう発病しない年齢」にはまだ達していないが、「知らない」ことでマリアよりも苦しみは少ない。リジーの場合、ともにリスクを背負い、支えてくれるパートナーの存在に加えて、病気の遅めの発症と緩慢な進行という特殊な状況のおかげで、母が深刻な変異を持つマリアにはできなかった決断ができた。マリアにとって、「知らない」ことは苦しみだったが、確実性のほうがむしろ望ましかった。たとえ、その確実性が恐ろしい結果を呼ぶとしても。2人と話をしながら悲しい気持ちで再認識したのは、ハンチントン病は因果関係のメカニズムの把握がどれだけ進んでも、治療法が見つからない以上、残酷な運命そのものだということだ。

生物学的宿命という問題では、ハンチントン病のような明確で過酷な例は、幸いにも非常にまれだ。健康の転帰はほとんどが多元的なため、得た情報に反応して行動に移すことで結果を改善できる余地はある。アルツハイマー病に関与するプラークの形成を早期に検知するという、最近のブレイクスルーはそうした可能性を広げている。

2018年、日本の島津製作所とオーストラリアのメルボルン大学を本拠とする科学者らは、脳内の特殊なタンパク質の沈着、すなわちプラーク形成を90%という高い精度で予測できる、簡単な血液検査を開発したと明かした。そのプラークは、世界で実に5000万人が患う高齢者の災いの1つ、アルツハイマー病の発症に強く関与するのだ。

この検査のすごいところは、危険なレベルでプラークが形成されそうな人を予測できることだ。プラークは、アルツハイマー病の症状が初めて出るまで30年にわたって蓄積される。検査によって、病気の影響を減らせるように生活習慣を変える手が打てる。この研究に携わる科学者らはこう強調する。アルツハイマー病はまだ原因がはっきりわからない、不治の病であることに変わりはないが、どちらの点についてもこのような早期の警告は救いになる。病気の進行を遅らせる、早めに治療の機会を得る、治療に備える、治療計画を立てるという行動を起こせるなら、早期発見はありがたい。また、その検査は新薬の治験に参加する人をふるい分けることもでき、より効果的な治療やことによると治癒までの過程のスピードを上げると期待される。

そもそも、何がプラークの原因なのかははっきりとはわからないが、多くの相関研究ですでにわかっていることはある。定期的な運動や変化に富む食生活、一晩に少なくとも7時間の途切れのない睡眠といったすべてが、晩年の健康な脳機能の維持に貢献しているという。その血液検査が運命を変える手立てをくれるとまではいえないが、そこにいたる道を示すといっても過言ではないだろう。これは間違いなく、簡単で手頃なオーダーメイド治療への大きな一歩であり、問題が発生する前に最大限の恩恵を得る作戦を可能にするものだ。

なぜ、運命から逃れられる人とそうでない人がいるのか？

環境と生物学に相互作用があることや、両者がある種の精神疾患に関わることがだんだんわかってきても、誰が病気にかかり、誰がかからないかを予測するのは今なお難しい。たとえば、ある人が子ども時代のトラウマの反応で慢性うつ病を発症しても、そのきょうだいは不思議なことに見たところ無傷なのは、なぜなのか？　それが、ここ何年にもわたる神経科学研究のスタートラインにわたしを立たせた謎だ。それ以来、気がつけば何度もこのスタートラインに戻っている。

最近、「レジリエンス」というテーマでの神経生物学のおもしろい研究が数多く見られる。ここでのレジリエンスとは、「逆境を経験しても、健全な将来の展望を持ち続けられる能力」のことだ。たとえば、感情的や身体的、性的な虐待を受けた子どもについては多くのことがわかっている。残念ながら、彼らはこういった経験のない子どもたちと比べて精神衛生上の問題（依存症や自傷行為、反社会的行為、抑うつ、不安など）をいずれ抱える率がずっと高いことが、比較的よく知られているからだ。だが、全員がそうではない。10～25％が通常の健全な人生を歩む。いったい何が違うのか？　虐待は防げなかったにしろ、気にかけてくれる大人がついていたのか？友人とか信仰とか自尊心を持っていたからか？

レジリエンスは複雑なものだが、遺伝要素があることは判明している。関与する遺伝子の1つが**脳由来神経栄養因子**（**BDNF：brain-derived neurotrophic factor**）だ。ＢＤＮＦは、既存のニューロンの生存を助け、新たなニューロンの成長を促し、ニューロン同士の結合を増やすという、きわめて有効な化学物質を産生する。このＢＤＮＦ遺伝子が変化したＶａｌ６６Ｍｅｔは、非常にハイレベルなＢＤＮＦの発現を指示する。この遺伝的変異を持つ人の脳は活発だ〔訳注：ＢＤＮＦの分泌と疾患との間に関係があるとする報告、またＶａｌ６６Ｍｅｔ変異とＢＤＮＦの分泌量の関係についてもさまざまな報告がなされているが、筆者の主張と相反する報告も少なくないことに留意されたい〕。

海馬は、学習や記憶に関する領域で、生涯にわたって新しい神経細胞が生まれる数少ない領域の1つだが、彼らの海馬は他の大半の人のものより大きい。このことは、創造力や新たな記憶を容易に蓄える能力、思考に新たな枠組みを設ける能力、人生の捉え方や歩み方の柔軟性に関わっている。ＢＤＮＦの大量の産生を指示する遺伝子を持つ人が、それを持たない人よりもレジリエンスが高いのもうなずける。実際、**虐待やネグレクトを受けたけれども精神衛生上の問題のない子どもの10〜25%は、このBDNFのコーディングを持つ可能性が高い**ようだ。

だが、たとえつかの間、遺伝的要因に絞って考えるにしても、BDNF遺伝子多型がレジリエンスの単一の遺伝子です、といえるほど、ことは単純ではない。そもそも本書でずっと見てきたとおり、遺伝コードとは決して行動を引き起こす唯一の因子ではない。遺伝子はさまざまな環境によってさまざまに反応し、環境要因に従ってさまざまな規模に調整されるのだ。

レジリエンスのような複雑な特性の出現にあたっては、多くの遺伝子が関与すると思われる。他には（間違いなくもっと発見されるだろうが）、**セロトニントランスポーター**（5-HTTLPR（SLC6A4））を指示する、遺伝子の長い型の保有も関係する。セロトニントランスポーターは、セロトニンの有効性を活かす重要な役割に加えて、幸福感の発生に関わり、さらに扁桃体の反応の軽減にも関与している。対処能力に寄与する3つめの遺伝子は**神経ペプチドY**（NPY：Neuropeptide Y）だ。困ったことに、rs16147と呼ばれる遺伝子多型を持っていると、扁桃体が過敏になりがちで、そのため恐怖心や不安を感じやすくなる。

さらに、ストレスに対する炎症反応の制御に関わる遺伝子も役目を果たす。たとえば、**FKBP5**という遺伝子に特定の変異のある人は、自殺未遂に走ったり、（心的）外傷後ストレス障害に陥ったりする率が低い〔訳注：FKBP51は加齢とともに増加するタンパク質である。一塩基多型（SNP）は、うつ病エピソードの再発の増加、外傷後ストレス障害への感受性の増加、双極性障害、自殺の試み、HIV患者の一方、FKBP5遺伝子を欠失させた老齢マウスでは認知および他の基本運動機能に影響を及ぼさずに抗うつ行動を示すことが報告されている」。まさに遺伝的性質なのだ。さらに、他にも要因はある。

レジリエンスについてもっと検討しようと、わたしはケンブリッジ大学を本拠とする科学者のアン＝ローラ・ファン・ハルメレン博士と話をした。博士はティーンエイジャーを含む子どもの一部がなぜ、どのように逆境にレジリエンスで応えるのかを研究している。

生物学の概念でのレジリエンスの解釈は非常に複雑で、その中には苦難に反応するさまざまな行動が含まれる。それでも、包括的なテーマはある。たとえば、もしあなたが不幸にも、社交不安や衝動性を誘発し、感情の制御機能を乏しくする不運な遺伝子を持っているとしたら、おまけに、虐待や怪我、病気、養育放棄といった大きなストレス要因を抱えているとしたら、精神衛生を大きく損なう、強い環境的および社会的要因のトリガーを引きながら、下り坂をまっしぐらに駆け下りる可能性が高い。そして、そのことがまた、遺伝的素因を存続させるのだ。

アン＝ローラが見出そうとしているのは、集団レベルでどれだけレジリエンスを守れるか、そして生物学をもう少しよく知ることで個人のレジリエンスをいかに決定的に強化できるかだ。それができれば、より個別化された方法で、人の生来の脆弱性に的を絞れるのだ。

「レジリエンスは持っているとか持っていないとかいう、固定されたものではありません」と彼女は言う。「レジリエンスは動的です。それは、回復力という機能であり、多くの相関因子によって促進されます。つまり、**遺伝的素因のおかげで、感情制御のスキルは高くなり、今度はそのおかげで人間関係の問題にうまく対処でき、さらにそのおかげで周りからよく思われ、そのおかげで皆から親交を求められ、そのおかげでストレスは減る。**すべての要因は互いに重要で、影響を与え合っています」。

これまでのレジリエンスの分野から早急に結論を出すのは慎重にと、アン＝ローラは強く主張している。「レジリエンスについての神経生物学研究は、少数の事例をもとに行われている。メタ分析〔訳注：特定の問題についてのいくつかの別々の調査を統計的に分析したもの〕によれば、より強固な結論を出すにはもっとデータが必要だということです」。精神衛生のレジリエンスについての遺伝学は、特に誇張されやすい分野だ。メカニズムが非常に複雑で、過度に単純化すると因果関係について不正確な主張に傾きがちになるためだ。「遺伝子は木の葉と考えるのが一番です」とアン＝ローラは言った。「木の葉は大事なものだけれど、木全体が落とす影の中で1枚1枚がつくる影は小さいものでしょう」。

アン＝ローラが研究で観察してきたレジリエンスを、彼女とともに幅広く捉えながら話をするのはすばらしい経験だった。レジリエンスを持つ人たちが物事の対処に用いる戦略は、遺伝的性質や幼少時の経験にかかわらず、誰にでも有効になりうる。そこには気を紛らわせ、思考をコントロールする能力も含まれているため、腹が立ったときも取り乱すことなく、マイナス思考にどっぷりはまり込むこともない。

どんなに小さなことでも明るい物事に気づき、それを口にする能力は大事であり、その能力は育める。人間ではなく齧歯動物での研究ではあるが、新しい環境にさらされ、集団に入れられる機会によって、BDNF濃度が上がるとともに、適度な睡眠が取れることが示されている。驚くにはあたらない。なにしろ、そうした行動はすべて人の幸福と結びつくと多様な研究分野が確認しているのだから。

高い自尊感情と同じく、支えてくれる前向きな家族や友人らもレジリエンスの一要因だ。おもしろいことにアン＝ローラの研究は、14歳時点での家族の支えが、17歳時点での友人同士の支え合いを予測することを示している。子どもは家族から、互いにどう交流し、支え合うかというモデルを獲得し、そのモデルが友人グループへの期待や、彼らとの交流を決めるようだ。そのモデルは、子どもと保護者との交流だけから生まれるのではない。子どもの目から見た、保護者とその友人らとの関わり合いからも形づくられるのだ。「1人の子どもを育てるには村人全員の手が必要だ」ということわざのとおり、子どもは友だちのつくり方も含めたスキルを村全体から学ぶのだ。

予測できるのは健康よりも行動

どんな健康状態だろうと、病に倒れる人とそうでない人を言い当てるのは難しい。レジリエンスのように複雑な反応については、神経科学はまだよちよち歩きの状態だ。だが、それも変わっていくだろう。さらに研究が進むにつれて、人が特定の行動や特性に傾きがちな性質を持って生まれることがわかってくるだろう。さらに、その研究の影響が心理学や社会学、経済学といった他の分野に及べば、脳が意思決定や個性、さらには特定の物事をどこまで生み出すかもわかってくるだろう。

大規模なゲノム地図作成プロジェクトのデータは、今や利用可能になりつつあり、見通しをよくするためにそれを手に入れようとする動きが加速している。この研究の最も厳しいところは暫定的ということだが、健康以外の分野で個人の行く末を予測するのはどのくらい可能なのか、その感覚を得たくて、わたしはエジンバラ大学のデイビッド・ヒル博士の話を聞いた。博士は、遺伝要因と知性との関連におけるあらゆる研究のメタ分析を行っている。

まず、わたしが知りたかったのは、この流れでは「知性」とは何を指すのかということだ。たとえば、一般的なＩＱテストという認識は目的が何であれ、能力を測るだけだが、知性はすでに長い期間をかけて幅広く研究されてきたため、意味のある測定は完全に可能だ、とデイビッドははっきり言った。記憶や、言葉や数字による論理的思考、そして反応時間に関する検査結果をまとめることで、それができる。それらの検査結果には相関があることが証明された。つまり、ある検査のスコアがよければ、他のテストのスコアもよいのだ。「だから、たとえば、ある人の学校の成績を予測したいなら、総合的な検査をして、相関の量、つまり共通因子がどれだけあるかを調べればいい。その共通性を、われわれは知性と定義する」とデイビッドは言った。

デイビッドの研究の焦点は、遺伝的要因と環境要因とのもつれをほどき、知性に作用する遺伝的要因の相対的な重要度について調べることだ。彼は「**個人の知能差の半分には遺伝子が影響しており、およそ40％には教育の違いが影響している**」と結論づけた。別の研究で、デイビッドは５００以上の遺伝子が知能差に関与することを発見した。そのことは、遺伝子は新たな細胞をつくる神経発生の生物学的プロセスに関与するというそもそもの証拠と同様に、特に遺伝子と知能との関連性をうかがわせる。

複雑な行動に関与する遺伝子の特定については、本書のいたるところで述べてきた。ジャイルズ・イオは肥満の遺伝学を研究し、ケイト・ベイカーは遺伝学を用いて精神疾患の診断を行う。そうした特性はポリジーンによるもの、つまり発現には多くの遺伝子が関わるものだとわたしたちは知っている。

高い遺伝性（親から子へ渡される遺伝的影響）があっても、それが単一の遺伝子に由来するとはいえない。アン＝ローラの木の比喩をデイビッドが表現すると、次のように北部人らしいイマイチな表現になる。「もし、雨の日に外から帰ってきたとして、どの雨粒が当たったかと聞かれたら、君はきっと〝それはまっとうな質問じゃない〟と言うだろう。まだ役に立つ質問は〝雨粒はいくつ当たったか？〟だろう」。

デイビッドの分析が示すように知性の50％だけが遺伝子由来だとすると、残りはどこからくるのか？　「環境の影響はとてつもなく大きい。教育はその一部だ。直観的にはあたりまえに聞こえるかもしれないが、教育は知性を向上させ、その逆もしかりだということがわかっている。つまり、知性のある人はより長く教育に関わり続ける。1972年にイギリスの義務教育修了年齢が引き上げられると、引き続いて一般集団の知能レベルは上がったんだ」。

先に見てきたように、教育もまた脳を守る機能をもたらし、より長く健康を保つ。だから、自分でコントロールできる自己救済方法の1つだ。いや、本当にそうなのか？　デイビッドの研究は、知性や長寿、収入、精神疾患へのなりやすさに関与する遺伝子間の重複も示しており、それらの遺伝子は高い教育への関わりとも結びつく可能性が高い。そのため、ある遺伝子構成を持つ人たちは長く教育を受ける傾向があり、それで脳にもたらす恩恵を受けやすいといえるのだろうか？　それはすべて永続可能な自己強化のループなのか？

もし大学に残るか否かの選択も遺伝的形質の結果だというなら、遺伝的宿命の変更は外部からの介入にかかっているのかもしれない。こうしたことは確実に世界情勢に義務教育修了年齢の引き上げという流れをつくり、個人が望むと望まざるとに関わらず、政策がより望ましい方向にわたしたちの行動を寄せる、「過保護国家」を支持する議論を高めるかもしれない。

身体的特徴のパターンに従う行動特性や、世代を超えて変化する行動特性を想像することはできるのか？　たとえば、遺伝と環境、両方の要素からつくられる身長は、過去数世紀で世界の大半において平均して伸びる傾向を示してきた。遺伝子と関係する身長は、遺伝性の高い形質として広く受け入れられている。だが、平均身長の伸び率は、背の高い伴侶を好むという自然選択だけの結果とはいえない。むしろ、栄養素量や入手可能な食料の量が概して改善され、それが身長の伸びにつながったのかもしれない。もちろん、分布の問題もある。遺伝的に長身の傾向がある人たちは相変わらずそうだし、一方、短身に運命づけられた人たちはその特性を持ち続ける。しかし、全体として、集団は少しずつだが確実に、尺度の上端へと向かっている。とすれば同じように、精神や行動の特定の面を、どちらかに動かすこともできるのだろうか？

一方、予備調査結果に飛びついて、遺伝学の重要性を強調し、それを不安にさいなまれる現代の親向けの商品にしようとする企業が存在する。たとえば、アメリカの企業ゲノミック・プレディクションは、そのサービスを買う余裕のある人々を相手に、知性に関与する多くの遺伝子分析をもとにした胚の選別を提供している。

双生児研究で有名な、キングス・カレッジ・ロンドンの心理学者で遺伝学者のロバート・プロミンの著書『Blueprint: How DNA Makes Us Who We Are（設計図：DNAは人をどうつくるのか）』（未邦訳）は、物議を醸した。彼は、DNAは「誕生から将来を予測できる占い師」だという考え方を主張した。

トリニティ・カレッジ・ダブリンの准教授で遺伝学者のケビン・ミッチェルも2018年の終わりに『Innate: How the Wiring of Our Brains Shapes Who We Are（先天性：脳の配線は人をどうつくるのか）』（未邦訳）という著書を発表している。そのメインテーマはプロミンのものと似ており、次の意見に同意している。知性のような行動特性は遺伝的要素によって強力に構成されており、確かに環境も関与はするが、両要因の修正によって人生行路の変更は可能と考えられる、という意見だ。ミッチェルは行動特性の変化をもたらしうる第三の道があるとも述べているが、今のところ、人間への適用については雲をつかむような話だとしている。彼はこう書いている。

脳の配線は驚くほど複雑で、その奇跡的な自己組織化は、無数の遺伝子の作用も含めた、膨大な数の細胞と発生過程に頼っている。それは正確には、知性に関与してきたその種の遺伝子の変異なのだ。

つまりこういう考え方だ。神経回路の発達には何十億もの神経細胞と何兆もの結合、タンパク分子間の多くの生化学要因の相互作用が関わるので、その構築中に起きる潜在的な雑音の量、つまり分子レベルでの生来のランダム性は非常に大きい。確かに遺伝子はシステムのつくり方にルールを設けるが、そのシステムの複雑さゆえに不明瞭なものが生体システムに入り込む――これは特に脳に当てはまる。したがって、発達が進むにつれて、小さな変化が増幅されるということだ。「**遺伝学は人口全体に及ぶ統計効果を見るのに用いられるが、個人にはせいぜい曖昧な予測を提供するだけ**」とケビン・ミッチェルは主張している。

わたしが20年前に勤めていた、精神科病院の患者の子孫の知性がどうなるかはともかく、わたしが切に願うのは、ゲノムバイオマーカーも含めた生物学的マーカーが引き続き明らかになり、難しいものが関与する精神疾患でも、早期の正確な指摘や予測が可能になることだ。

大量のデータを入手可能にし、それを分析し、行動へのさまざまな影響を解明するのは、何年も続くだろう非常に複雑な仕事だ。現在の技術革新を考えれば、このテーマを扱う研究データはますます多くなるだろう。「多様な治療介入を支援するにしろ阻止するにしろ、データはあらゆる方法で用いることができる」とデイビッドは言う。わたしたちは早急にこの問題を議論しなければならない。難しい挑戦だが、無数の人々に影響を与えるからだ。

ペンシルベニア大学とカリフォルニア大学サンフランシスコ校の科学者らによる研究は、5歳の子どもの脳はまさしく社会経済的地位によってつくられることを証明した。**貧しい子どもほど、ストレス反応を起こしやすく、前頭皮質は薄く、作業記憶や感情制御、衝動制御、高度な意思決定に携わる前頭葉機能が低い。人の行く末が自分では制御できない神経生物学的要因で決められるとわかればわかるほど、こういった類いの状況に取り組まねばならなくなる。**

では、未来は明るいのか暗いのか？　神経生物学に関していえば両方だ。そこには形成に関わるすべてがあるからだ。先天的疾患から創造力にいたるまで、あらゆるものに関するバイオマーカーがどんどん特定されるにつれて、遺伝学的に持てる者と持たざる者の社会に行き着くリスクはある。もし、個人の遺伝情報が商品化されたら、人間が社会通念を外れるほどの価値をつけられたり、生まれながらに二等市民に位置づけられたりするかもしれない。わたしたちは、『すばらしい新世界』〔訳注：オルダス・ハクスリーが1932年に発表したディストピア小説〕に足を踏み入れようとしているのかもしれない。1つの社会として、わたしたちは未来を想像し、起こりうる結果に取り組む準備をしなければならない。

それはまるで、「定められた運命の容認」と「運命は変更できるという自由意思」との間で揺れ動く振り子のようだ。

20世紀の初めには、人間の多くの特性に根づいた不変の考え方があった。その見解は、優生学という非道をもたらし、何百万もの人々を震え上がらせた。1990年の終わり頃、振り子は大きく弧を描き、脳の「可塑性」という概念が科学界にも時代精神全般にも流布した。そのとき、世の中はコミュニケーションや、技術革新、自己啓発、無限の潜在力という概念に、はてしない可能性を開くように思えた。

だが、振り子はまたしても揺れ、現在、完全に振り切れているように見える。つまり、脳には期待されていたほどの可塑性はないという考え方や、脳それ自体は生得的なものでないかもしれないが、特定の人生への軌道〔世界観や世の中への反応〕はすでに決められているのかもしれないという考え方が、再び頭をもたげてきたのだ。この考え方に対して、今後数年で急増するだろう、コネクトームやゲノミクス、プロテオミクス〔訳注：タンパク質の構造や機能を解析する研究分野〕といった分野の膨大なデータを手に、わたしたちはますます格闘せねばならない。

しかし、神経科学の発達は必ず何百万もの人生に恩恵をもたらすだろう。まずは医学にと思われるだろうが、他の分野にも神経科学は取り入れられるだろう。精神障害やアルツハイマー病と闘っている人は皆、医療の質と生活の質の大きな改善を期待するかもしれない。他の分野でのブレイクスルーが神経科学のブレイクスルーと交差すれば、さらなる進歩が見られるだろう。たとえば、消化管と脳との相互作用の理解が進めば、消化管機能を分析し微調整することで、従来は単なる心の問題と考えられていた精神疾患の予測や診断、治療を助けることができるだろう。同じことは、免疫系と脳との相互作用にもいえる。

神経科学の進歩が招くジレンマに取り組む際には警戒は必須だが、楽観的になれる理由もたくさんある。わたしの近所に住むある母親は50代後半で、先頃、パーキンソン病と診断され、革新的な脳外科手術を受けた。先に紹介した、脳深部刺激療法の技術をもとにした手術だ。頭蓋骨を切り開き、刺激電極を脳の特定の回路に埋め込む。ある周波数の電気刺激が、それまでの震えや抑うつといった消耗性の症状のスイッチを効果的に切るのだ。彼女の手術は半年前に行われ、完璧に成功した。今では、彼女はケンブリッジ周辺で元気に自転車を乗り回し、再び地元の活動に加わるようになった。パーキンソン病は遺伝する可能性があるが、検査を受けた息子さんは幸運にも何の問題もなかった。母親の生活は改善し、彼自身も病気を恐れながら生きる必要はなくなった。これは大きな前進だし、その歩みはまだまだ続くのだ。

第8章

協力する脳

科学を現実社会に適用する

過去150年で、医学は驚異的に進歩した。ほんの数例だが、抗生物質や無菌手術、信頼に足る避妊法などだ。つまり、人はもはや昔ほど生物学的宿命に翻弄されないということだが、根本的なわずかな弱点のせいで制約は続いている。人はますます、あるものが自分をつくると信じるようになった。最近の神経科学が運命という概念に新たな息吹を吹き込むようになったのは、そのあるものの中心に運命を正しく据えたからだ。「あるもの」とは脳だ。人は行動性向がすでにあらかた描かれたスケッチのような状態で生まれることが、わかっている。そして、神経生物学と環境は手を組んで、そのスケッチの細部にわたって巧みに線を書き込み続けるよう人を仕向け、人生という完成図を仕上げさせるのだ。

ここまでの7つの章では、次のような議論の流れをたどってきた。

人が生まれ持った脳は、何千年にわたる進化の力の産物であり、種全体にわたる多くの特性の影響を受けているものの、おのおのは独特の遺伝子の設計図によって形づくられる。幼少時は環境の影響をかなり受けて自分の性向を固めがちだが、その環境は、そもそもその性向を子に授けた親がつくっているのが普通だ。脳が以前の経験をもとに情報にフィルターをかけることを考えれば、現在や未来の現実とは、過去の出来事がどんどん増幅されたものに基づくといえる。行き着く先は脳がつくり出した現実のバージョンで、それは広大な外界が圧縮された幻影であり、自分の期待に添うように成形された模造品だ。

人はたいていの時間はそこで楽しく過ごしているが、たまに制約を感じたり、不具合に気づいたりする。ゆううつになると、その気分を振り払うことができない。習慣を変えようとし、しばらくは努力するがやがてあきらめるかもしれない。あるいは、相手の心を変えようとするが、たいていはうまくいかない。自分の自我や他者の自我、自分のバージョンの世界を支配する制約にぶち当たるのだ。これにはいらいらさせられるだろう。その結果、誤解や憤りが生まれたり、攻撃的になったりするかもしれない。それこそが人間の本質だと、あなたは言うかもしれない。自分と闘い、他者と格闘するが、たいていは悪あがきにしかならないよう運命づけられているのだ。

生まれながらの人間の本質という神話

誤りがちな脳はあらゆるものを一般化したがるが、なかでも主な標的は「人間の本質」だ。

何世紀にもわたってたくさんの大仰な理論がつくり出され、それは自明の理に訴えかけ、正当化されてきた。人は互いにこう言い合う。「君はそれを気に入らないかもしれないが（〝それ〟とは、不倫から、向精神薬への依存や社会的不平等の持続にいたるまで、何でもいいのだが）、でも、それこそが人間の本質なんだよ」。

アリストテレスの時代には「人間とは神がつくりたもうたあわれな生き物」あるいは「弱く罪深い、魔王の餌食」だと、人は自分に言い聞かせていた。あるいは生来、利己的で、何よりも自分の遺伝子を伝え、地位や金を得ることに動かされる生き物だと。人は仲間である人間を「彼ら」と「わたしたち」に分けるよう進化してきた。国境や肌の色、ジェンダー、娯楽、嗜好をもとに互いを別の種族と捉えるのだ。

当然だが、常に逆の見解はある。最新のものでは、「ついに運命という概念はすっぱり捨てられ、運命にまつわる生物学の役割は小さくなった」という主張がある。それは「望めば何でもできる」という主張で、ひたすら全力を尽くし、懸命に努力し、心の底から欲すれば、どんな変化も起こせるというものだ。この主張を補強するために、神経発生や可塑性という概念を介して神経科学はときどき利用されてきた。

精神科病院で働いた経験に触発され、わたしは10年以上の歳月をかけて何が人の行動を生むのか、その根本的なしくみを神経科学によってつかもうとしてきた。生物学が人生の行路を決めるという考えに、全面的には賛成できないとは思っていた。同時に、どんなに説得力があろうと、誰でも「なりたい自分になれる」という考えは是認できないとも思っていた。実際は、人はそれぞれ、生まれながらの制約と才能との間でバランスを保っており、そういう個性こそが大事にされるべきなのだ。

本書の執筆と調査に関わるうちに、完全に予想していたわけではないが、わたしはあることを確信するようになった。それは、「**人間の本質など存在しない**」ということだ。そう、存在しない。もちろん、種全体に共通の特性はある。確かに生物学は個人レベルでは大いに決定論的だが、わたしたちは種々さまざまな集合体だという考え方は、もう1つのごく単純なモデルだ。集合体において、脳という何十億ものそれぞれ独特の現実の型が互いに出会うときは、壮麗な複雑さや柔軟性は示されない。脳は人に途方もないパラドックスを与えるのだ。

人は環境の中でパターンを見つけようとする。かつての経験をもとに、分類し、単純化し、憶測を立てることで世界を把握する。このスキルによって、人は情報処理の近道を通れる。つまり、予測し、状況を正しく判断し、決断を指示するという脳の驚異的な速度を保っているのだ。さらに、この地球上のすべての人が、頭の中の100兆もの結合から複雑で幅広い行動を起こすことのできる、まさに一個の人間だと意味するのは、脳の構造やその順応性、複雑さ、活動力に他ならない。この複雑な神経回路という変幻自在の舞台はどうしてもパターンを見つけようとするが、皮肉なことに、それは行動を単純化して人をあれかこれかに分類しようとするのは無意味だということも示している。現実の認識や、思考と行動の複雑さは実に多種多様だからだ。

とはいえ、個人的な制約というのは間違いなく現実に存在する。これまでの7つの章で考察してきたのは、なぜ、どのように、多くの人が理解している、あるいは認めたがっている以上に、人は神経生物学の制約を受けているのかということだ。変化は起こせないという意味ではない。何となく直感に反するものの、**変化は個人にもたらすよりも集団にもたらすほうが簡単かもしれない**ということだ。

すでに考察したが、人は集団レベルでは生得的に社会的で、好奇心があり、意見交換に満足感を得る。集合意識の創造と維持、つまり、協調と人間関係が築くネットワークが維持する大きな知識の蓄えは、人類にとって究極の原動力だとさえ考えられている。それについては次のように考察できるだろう。**利他行動は人間の生得的な特性の1つだ。それを集団として育めば、世界に必要な変化を起こす可能性は高まるだろう。**これは、ただの理想主義ではない。

「人は皆、本来は利他的だ」と言って、反論を仕掛けようというわけではない。運命の科学を調査してみて、人間の本質とはあまりに幅広く多様なので、そんな簡単な言葉では表現できないと、わたしははっきりと確信したのだ。だが、たとえば、ある個人がその遺伝子構造によって不安症になりやすいなら、幼少期での経験はその傾向を強めるかもしれないし、そうでないかもしれない。だから、集団的には、さまざまな信念に囲まれた世界を形成する選択をしてもいいだろう。その中には、「互いに寛容になろうとする努力には価値がある」という信念もある。慈悲の神経科学や協調の神経科学のようなものも存在するのだ。

神経科学を現実世界に当てはめる

前章では、オーダーメイド治療の時代は人々の恩恵となりうるという話をしたが、そのためには、それをどう「公共的な善」として扱うかという難問に全員が取り組まねばならない。

この章の焦点はまさにその「公共的な善」だ。公衆衛生や市民生活、教育、行動規範といった他の分野に、人間行動の新たな知見を当てはめるにはどうしたらいいのか？　それぞれの個人は行動を永遠に起こし続けるという、それぞれの神経生物学に縛られている。

わたしたちは、ジャンクフードをまあまあ食べ、地方選挙の投票にはまあまあ参加し、侮辱と取られる言葉に反応してまあまあ相手を攻撃する。これまで見てきたように、習慣的行動を変えるのは個人レベルでは容易ではない。だが、もし、**法律の制定や介入、計画によって環境がマクロレベルの変化を起こせば、人を集団的にある行動へと動かすことが可能になり、それを維持させて集団レベルで顕著な変化を起こすことができる。**

いつもケールのサラダを選び、地元の民主的な会に参加し、留置場に行き着くことのないよう感情をしっかり抑えるという人たちがいる。一方で、ドーナツを大量に食べ、投票日もソファから動かず、車を運転すれば隣の車線からはみ出してくるまぬけな運転手にパンチを食らわせるという人たちもいる。たいていの人の行動はその中間あたりに落ち着くが、状況にもよる。そういった傾向は助長することも阻止することも可能なのだ。

通称「ナッジ・ユニット」と呼ばれている、イギリス政府の行動インサイトチームは2010年から政策の調整を提案している。**ナッジ理論とは、ある集団に特定の行動を促す、経済学と行動心理学の分野の理論だ。基本理念は、「認知的不協和」を減らすことによって人が簡単に「正しい行いをする」よう、政策を整備すること**だ。それは次の識見(インサイト)に基づいている。たとえ、あることが人々に益や幸福をもたらすと大いに考えられるとしても、どう手をつけていいかわからないし、できそうもないと感じると、人は変化を起こすのに二の足を踏む。なにしろ、もともと怠惰で、潜在意識下では疑い深い脳のことだから。

たとえば、イギリスが二酸化炭素排出量を減らす目標を達成するには、ヴィクトリア時代の住宅は大きな弊害になる。これらの住宅は老朽化で密閉度が低く、暖房費がものすごくかかる。熱損失を減らすために新たな装備をつけるというのが正解なのだが、コストはかかるし大仕事だ。ナッジ・ユニットは、「断熱材を屋根裏に取りつける」という簡単な方法を勧め、現場のがらくたを片づける人手の費用として助成金の交付を提案した。この企画が進行する頃には、各個人の暖房費も、国の二酸化炭素消費量も減少の一途をたどっているだろう。ウィンウィンというわけだ。

「地方政治への参加の推進」という課題に対して、ユニットはある地方自治体とともに地方選挙の投票に行く人数を増やせるかどうかという実験を行った。新たに選挙人登録した人は、5000ポンドが当たる抽選に参加できる。登録数は、少数だが有意に4・2％上がった（念のため言っておくが、その人たちの投票行動を示す入手可能で公的な情報はない）。賞金という刺激は実に正直だが、これは民主社会への参加の拡大という事業において脳の報酬回路を利用する、国にとっては比較的低コストできわめて効果的な方法ということも判明した。

最も興味深く有意義なのは、特に健康的な食品の選択を促す、公衆衛生分野での効果だ。思い出していただきたい。わたしたちの種は塩分や糖分の多い食べ物を欲しがり、食べ続けるよう駆り立てられていることを。大きく加工された食品があふれる文化の中で生きる以上、肥満の蔓延からは逃れられない。数百万ポンド規模のダイエット産業や他人のめざましい成功譚は存在するが、多くの人は自分の行動を修正するのは不可能だと感じている。

世界中を頻繁に移動する、1500人の軍人の家族の大人と子どもを観察する最近の研究は、食に関する選択は自分では完全には制御できないのかという議論に火をつけた。研究は肥満を

「社会的な伝染病」だと指摘した。もし、交流する人たちの多くが太りすぎという環境に移ったら、自分自身もその道を滑り落ちる可能性が高い。実際に、その環境に長くいればいるほど、BMIは上昇する。ある行動傾向を増幅するには、環境が決め手になるのだ。

だが、全員を、チェルシーかタワーハムレッツかブライトン（これらの地方自治体の肥満発生率はイギリスで最も低い）に移住させるのは、現実には不可能だ。とすると、増え続けるウエストサイズとの闘いに政府は何らかの支援をしてくれるのだろうか？　ところで、食欲の分野のジャイルズ・イオのことを覚えているだろうか？　彼が妻とともに採用した戦略のことも？　2人はそれぞれの大好物のポーク・スクラッチングとチョコレートを家から追放した。それは、「食習慣を変えるなら、家にビスケットやワイン、ポテトチップス（ここには自分なりの代わりのものを入れてほしい）を置くな」という基本的なアドバイスだ。だが、同時に買い物に気をつけ、おいしそうなおやつを人に買わせようとする食品メーカーや小売店の手口に抵抗しなくてはならない。

そこでナッジ・ユニットの出番だ。ナッジ・ユニットは人々を助ける戦略をつきとめただけでなく、小売店とともにその手段を皆に納得させた。2019年現在、スーパーマーケットのいわゆる「罪深い通路」は禁止された。客が会計のために並ぶ、レジに最も近い通路と棚はお菓子でいっぱいと昔から決まっている。子どもたちは親にしつこくおねだりし続け、買い物のあとに簡単にお菓子が手に入るという経験は、衝動買いを助長していた。それは、快感回路をそそのかすよう仕組まれたメカニズムで、衝動をコントロールする脳の能力より優位に立つ。だが、そんな光景はもう見られない。レジ付近からお菓子は消え、スーパーマーケットは子どもたちに無料で果物を渡すようになってきている。研究者らは実験用の店やレストランのネットワークをつくっている。それにより、食品の陳列や販売促進をどう変えれば、客を健康的な食生活へとあと押し（ナッジ）できるかを実証的研究で見つけようとしているのだ。

他にも、客の選択や行動の情報をさらに集めようと、食品メーカーはニューロマーケティング〔訳注：脳科学の立場から消費者の脳の反応を計測することで消費者心理や行動のしくみを解明し、マーケティングに応用しようとする試み〕にコストをかけ、その知見をもとに新製品や広告をつくっている。そんな中、公衆衛生の活動家らは訴訟を起こす構えを見せ始めている。ある種の広告形態を使って未成年をターゲットにするのは違法だというのだ。これは、一部の広告形態は影響力がありすぎて許容できないことを証明する、1つのモデルになるかもしれない。

デューク大学のサンフォード公共政策大学院の心理学および神経科学の教授で学部長のケリー・ブラウネルは、子どもたちへの広告の刺激と彼らの糖分摂取との関連を示す研究が増えていけば、法的手段が講じられる可能性はあるかもしれないと言う。メーカーが10億ポンドの力を使って集団の意思力を蝕むことに対して、怒りが高まっている。だがそう申し立てられたら、メーカーは「肥満は個人の責任問題」という議論を持ち出すだろう。自分たちには何の関係もないと。

国の一部での法律を介したこうした抵抗に、全体主義のにおいを感じる評論家もいる。彼らは国が行動促進に介入することで引き起こされるリスクを、経験から指摘している。自由民主主義にとっては野菜や果物をもっと食べようというのは結構かもしれないが、別の文脈では、政府が神経科学を使って国民の行動を操るのは非常に危険だというのだ。

確かにそれは否定できない事実だが、すでにそうした変化を促す手段があるなら、子どものブロッコリー摂取を押し上げるといった、あたりさわりのない目標への科学の利用さえ嫌だというのは頑固が過ぎる気がする。先の章で述べたとおり、新たな科学をどう使うかを検討しなければ、技術の進歩の速さのせいで人は倫理上の窮地にいつの間にかはまってしまうだろう。話し合いは絶対に必要だ。すべての問題が簡単に1つの立場を取るわけではないが、予期せぬ結果を避けたいなら、より厄介な問題を調べなくてはならない。

わたしたちは広い心で、科学は安全に操作できる力になりうるという考えを受け入れるべきだ。一部の食品メーカーの行動やデータの不正流用というフェイスブックのスキャンダルが示すように、不正な目的のために科学はすでに利用されているのだから、なおさらだ。こうした流れの中で、ナッジ・ユニットは行動変化を促す価値ある力だとわたしは思う。ただし、ユニットは完全な透明性をもって活動しなければならないし、真に社会的関心のある分野の調査を任されなくてはならない。信頼に値する任務を遂行してもらうには、わたしたちはどんな行動変化を望むかを共同体として話し合う必要がある。

神経科学は教育のあり方をどう変えるか?

他に、運命を変える可能性を持ち、(比較的あたりさわりなく)神経科学研究を適用できるのが教育分野だ。教育神経科学は急速に発達しており、興奮を巻き起こしている。幼少期や青年期の神経活動が大きくなる時期の潜在能力を理解して、利用できるからだ。遺伝的素因は個人の脳にどの程度、現れるのか、また、それは教育やしつけによってどの程度、育まれるのかを広く理解することが、主な焦点だ。

双子研究は、読解力や数学的能力における遺伝子の役割を証明した。人の技能レベルを構成するために、多様な遺伝子が集結するのだ。こうした遺伝要因は、食生活や有害物質への暴露、社会的交流などといった、環境の問題と作用し合い、総合的能力を生じさせる。このような研究は、知的能力のような複雑な特性がどう生じるのか、環境における制御可能な潜在的要因によってどう組み込まれたり、抑えられたりするのかについて、さらにさまざまな理解を生み出している。

たとえば、ディスレクシア（読書障害）やディスカリキュリア（算数障害）などに対する生物学的根拠の理解が進むほど、個々の子どもを支援する戦略が育つ。最近の研究によれば、言語の音とリズムのしくみに気づくかどうかが、子どもの読字能力を最もよく予測できるポイントだという。だから、伝統的な童謡や歌、ダンス、行進ごっこがとても効果的な学習手段というのもうなずける。ディスレクシアの子どもは、どんな音が使われていようと比較的リズムに鈍感に見える。他の子どもたちと違って、単にリズムを認識できないのだ。提案としては、教師が音楽をもとにした学習と身体活動を増やして、もっとリズムに目覚めさせるようにするといいだろう。当初の研究結果が示したように、こうした活動はのちの人生で読字力に強い影響を与えるし、子どもにとっては遊び感覚で何の評価も下されないというおまけの利点もある。

神経科学の識見の中には、教育の実践面に抜本的な影響を与えるものもあるかもしれない。ユニバーシティ・カレッジ・ロンドンのサラ＝ジェイン・ブレイクモア教授は、「学校始業時間は2、3時間ほど遅らせるべき」としている。10代の脳は日中と夜間のリズムに影響するホルモン変化に見舞われていることを、考慮すべきだというのだ。**メラトニンは夜間に自然に脳から産生される、就寝を促すホルモンだ。10代の脳では、幼少期や高齢期の脳に比べてその産生**

の時間が2、3時間遅い。10代は（あえて一般的に言うが）夜型なので、学校に行くのに午前7時という、脳がまだ眠いと言っている時間に起床させられると、やる気や注意力を失い、自制心もしぼみがちになる。

公共機関のタイムスケジュールを変更するのが「不可能」な理由は簡単に思いつくが、仕事のフレックス制を受け入れるのと同じように、学校のフレックス制ができてもいいかもしれない。サラ＝ジェインは、16歳時点での試験も延期すべきと主張している。現在のGCSE（中等教育一般証明試験）は、10代の脳組織が激しく変化するまっただ中で行われている。先に述べた、灰白質の顕著な減少とそれに対する白質の増加は、意思決定や計画や自己認識に大きな影響を与える。もちろん、脆弱な人は別として、10代なら誰もがこの既存の手はずに悪影響を受けるわけではない。自然現象による極端な変化が、人生をとても前向きにすることもあるのだ。

教育神経科学は若者だけに焦点を絞っているわけではない。ユニバーシティ・カレッジ・ロンドンのエレノア・マグワイア教授は、大人の学習が脳組織にどんな影響を与えるかを知るために、ロンドンのタクシー運転手の脳を調査した。よく知られていることだが、ロンドンのタクシー運転手の海馬は平均よりも大きい。運転資格を与えられるには「ナレッジ試験」〔訳注：ロンドンのタクシー運転手になるための試験で、市内の施設や交通などあらゆる知識を問われるため世界一難しい試験と言われている〕という試験に合格しなければならないからだ。エレノアはこの現象をもっと詳しく研究しようと思った。そこでわかったのは、この試験では1年間勉強した運転手候補の、およそ半数しか合格できないことだ。合格者は、記憶とナビゲーションに関わる海馬の灰白質の量が多めだった（ちなみに、「使わなければだめになる」という言葉の最大の証明になるが、退職した運転手の海馬は平均近くまで縮んでいる）。

エレノアは、なぜ半数しか試験をパスできないのか知りたいと思った。海馬の可塑性に限界のある人がいるのだろうか？　海馬の大きさが「ナレッジ試験」の資格獲得の合格ラインに届かない人がいるのか？　可塑性に関わる脳の先天的な生物学的制約を解明する分野は、現在、教育神経科学者の注目を集めている。まだ、確かな答えはないが、今後数年で研究がどう発展するのか、興味深い。

一方、神経科学が教育の恩恵を裏づけるごとに、生涯学習はますます、脳の健康を長持ちさせる不老不死の薬のごとく大げさに推奨されている。知的活動の継続は認知症の予防につながり、介護施設の高齢患者への投薬量を減らすことは、しっかりした研究によってわかっている。

学生時代の現実や、晩年に「数独」をする習慣の効果を考えていくと、まだ試されていない世界にたどりつく。それは、**脳のトレーニングを普通教育や生涯教育プログラムに組み込んで、思考力や創造力、問題解決力の柔軟性を育むという世界**だ。これは、ジョナス・カプランが実験として行っている、人に考えを変えさせるための感情調整の技術のようなものだ。

学校はこうした技術を生徒に身につけさせることができる、あるいは身につけさせるべき、という意見は支持されるだろうか？　このオートメーションの時代に絶えず耳にするのは、必要とされるスキルとは「心の知能指数」やレジリエンス、創造力、問題解決力だということだが、実際には従来の教育は、それらが意味するものに追いつこうとしている最中だ。わたしたちは、将来のために脳をどう教育すべきかを新たに考える、神経科学の初歩的な実験を試みるべきなのだろうか？

行為の主体性、責任能力、そして法制度

自由な主体としての行動能力の制限について、神経科学的な識見がすでに憶測を呼んでいる公的分野は、「法律制度」だ。法意識における個人の責任という概念に、神経科学はどんな難問を突きつけるのか？　容易に想像でき、懸念されるのは、神経科学が犯罪者とその弁護士に利用される状況だ。司法制度がよりどころとする個人の主体性と責任能力という概念は、「犯罪行動は神経生物学的要因によるもので、そのせいで犯人は特殊な行動を取った」と主張する人々によって損なわれている。論理的に突き詰めると、この状況は暴力的な犯罪者に罪を免れさせ

ることになる。脳のせいだと言い張ることで、自分の行動の責任を回避できるからだ。いうまでもないが、神経生物学的要因ゆえに危険人物は裁きを免れてもいいなどと、わたしも、わたしの知る神経科学者の誰も、一瞬たりとも示唆したことはない。幸い、そのようなことは起こりそうもないが。だが、神経科学は道徳や罪、処罰という概念を精密にするためにきわめて重要な含蓄をもたらす。社会として、それをよく検討する必要がある。

まず、最も基本的な問題から始めるとして、イギリスの司法制度では刑事責任年齢は10歳以上となっている。レイプや殺人などの重罪については、10歳から大人と同様に行動の責任を問われる。その年齢なら、刑事法院の裁判を受ける能力が十分あると見なされるのだ。本書の最初で述べたとおり、標準的な脳の成長パターンでは脳は20代前半まで幅広く変化し、衝動性や意思決定、情動反応に関わる神経回路間での結合は増える。10歳の脳では、青年期に起こる大きな変化はまだ始まってもいない。はたして、この年齢の人物が40歳の人物と同じ思考力や判断力を持ち、40歳と同等に扱えると、本当にいえるのだろうか?

わたしは、殺人を犯した少年少女を牢屋に入れるな、と言っているわけではない。公共の安全は何より優先すべきだ。だが、状況によってはやむを得ないにせよ、罰せよという本能的な反応が、子どもの脳は大人の脳とは質的に違うということを見えにくくさせているのだろう。軽微な犯罪は少年裁判所で裁かれ、犯行時の年齢によって量刑は変動する。子どもは大人の小型版ではないことを、むしろ法律は理解しているようだが、感情を激しく揺さぶられるような凶悪な犯罪が起きると、公共の安全を守るのは懲罰でも新たな罰則の制定でもないことを、人は忘れてしまう。

アメリカでは、刑事責任を問える年齢は州により違うが、ほとんどの州では7歳から17歳以上とされ、死刑の妥当性を判断するための知的基準も設けられている。死刑が妥当という有罪判決が下された場合、当人は一連の知能テストを受けなくてはならない。テストのどれかの領域で70以上のスコアを取り（参考までに、平均はＩＱ１００で、１４０以上だと「天才」とされる）、弁護士が他に上訴の理由を見つけられなければ、死刑は執行される。この規定がすべてのテストの平均スコアに基づくなら、今、死刑囚監房にいる囚人の20％には刑は執行されないだろう。だが、現在の状況では、1つでもスコアが70を超えていれば、「個人責任能力」のチェックボックスにマークがつき、死刑宣告に値するとされるのだ。

最後に、刑事責任年齢の限界を15歳もしくはそれ以上と設定している（少数の）国々には、多少とも期待できるかもしれない——たとえば、社会問題に対してリベラルなノルウェーなどだ。あとは途上国だが、幼年期と青年期の神経発生についての神経科学的な証拠が入手できるようになった、ここ10年ほどの間に刑法は改正されている。東ティモールやモザンビーク、ブラジル、アルゼンチンは、刑事責任を問えるのは16歳からとした。コロンビアでは18歳からだ。確かに、これらの国々の殺人発生率は西ヨーロッパ諸国より高いが、それでも彼らはなお、新たな神経科学的証拠を検討し、自分たちの法制度について考えを変えつつ、全体として感情を再評価する形を何とか実践しようとしている。

「刑事責任年齢の限界」以外では、困難で悲惨な状況での主体性という概念の定義に、神経科学はどう役立つだろう？　法制度のもとに理解されている原則は例外を設けている（たとえば、「限定責任能力」という弁明だ）が、その他の点では法の出発点は、人は自分の行動にすべて責任を負うという考えだ。自分の行動がどうつくられているのかを知れば知るほど、本当にこの基本姿勢でいいのかという気がする。

これを探るには、量刑手続き中の判断に神経科学が考慮された、最近の画期的な事例が参考になるかもしれない。40代のあるアメリカ人の男が異常な性的行動をするようになった。義理の娘に手を出し、児童ポルノ関連のものを収集し始めたのだ。彼は小児性愛者と診断され、家庭から隔離され、児童虐待の罪を宣告された。まず命じられたのは、性犯罪者対象の更生プログラムに参加するか、懲役刑に服すかだったが、彼はどうしてもスタッフや他の参加者への性的な接触を止められず、プログラム参加を拒否された。

判決言い渡しの前の晩、彼は頭痛と平衡感覚障害で病院に収容された。ＭＲＩスキャンによって、正常な脳の眼窩前頭皮質を押しのけて、がん性腫瘍が居座っていることが明らかになった。

眼窩前頭皮質は社会行動の調整に関与する領域なのだ。幼少期にこの領域に損傷を受けると、道徳的判断を下す能力が損なわれ、反社会的な人格になることもある。もし、高齢期にその障害が現れれば、リスクはまだ低いが、意思決定能力と衝動のコントロールは常に衝突し、結果として反社会的行動が出現することもある。

腫瘍は取り除かれ、量刑手続きは延期された。数日後、平衡感覚は正常に戻った。1週間後、彼は「セクスアホーリクス・アノニマス〔訳注：性依存者の匿名会〕」のプログラムを始め、その後完了した。7カ月後には「今後、義理の娘を脅すことはない」と宣言し、帰宅を許された。しかし、1年後、またもしつこい頭痛に襲われ、再び児童ポルノ関連のものを収集し始めた。腫瘍が再発したのだ。2度目の手術が行われ、彼の行動は再び、正常に戻った。

すべての事例がこのように単純明快だと言いたいわけではない。行動の生物学的決定論については、脳腫瘍ほどわかりやすい例はない。社会的、道徳的行動に関わる領域において、脳腫瘍は衝動や行動を劇的に変化させるからだ。腫瘍が消えれば、犯罪も消える。すべての犯罪行動には、神経生物学的要因があるのではないかと思いたくなるかもしれない。何といっても、ある日、この社会から犯罪行為がなくなるという可能性には心を惹かれるからだ。だが、残念ながら、生物学や決定論をそこまで信じて望みをかけるのは、どうあっても非現実的だろう。

多くの遺伝学研究は、どの遺伝子が犯罪に関わるかを明かそうとしている。2000組以上の双子を調査し、膨大なデータを生んだ大規模な研究がある。どうやら、反社会的行動の遺伝性に関する強力な証拠は、まさにそこにあるようだ。だが、この件は非常に複雑で、環境や文化、生活経験と絡み合っているため、まだ犯罪行為に及びそうな人物を予測するにはいたっていない。実際、すでにアメリカの予審判事や更生保護委員会はコンピューター・アルゴリズムを用いて、再犯しそうな人物を予測しようとしているが、ゲノムスクリーニングのデータは現在、そのデータベースには入っていないし、法廷での証拠としても認められていない。

ただ、1つ例外がある。あるDNAの対立遺伝子は、暴力行為と深く関係している。それは、代謝酵素の**モノアミン酸化酵素A**（**MAOA**）だ。その機能は、おなじみのドーパミンを始め、ノルエピネフリンやセロトニンといった神経伝達物質を不活性化することだ。虐待を経験した、攻撃的な若い男子のMAOAの値が低いことは、繰り返し示されている。

なぜそうなのかはまだわからないが、MAOAが低くなるよう遺伝子操作されたモデル生物——ある事例ではマウスだった——は、驚くほどの攻撃性を見せるらしい。誕生後1日目のマウスを脳スキャンすると、快楽や幸福感、意欲の脳内化学物質は予想の実に10倍もあった。それは、伝達物質に応じる受容体を鈍感にさせ、感情や感情調整に関わる回路の配線に劇的な影響を及ぼす可能性を示す。

人間の場合、MAOAの低い大人の脳をスキャンすると、大半の人の脳とは違う活動や領域の大きさが見られる。そういう人たちに、脅威を示唆するともしないともいえない曖昧な画像を見せると、彼らはそこに社会的排除と侮辱的な行為を認識し、脳は抑制制御の低下を示す。事実、彼らはある状況を無害と見なすことができず、どうしても反応してしまう。

ＭＡＯＡと反社会行動との関係はかなり強固なものなので、アメリカの量刑手続きにおいては証拠として使われてきた。２００９年、第１級殺人で有罪判決を受けた男の刑が、死刑から懲役32年に減刑された。弁護士は、男はＭＡＯＡの値が極端に低いという遺伝的変異を持っており、子ども時代に虐待されていたことを証明した。その生物学的要因と環境要因との組み合わせは軽減事由として十分だと見なされ、行動に対する責任能力の程度は事実上、変更された。

ゲノムスクリーニングはますます、安価で速く簡単になっている。神経科学は、幼少期の逆境に苦しんだ大人が、青年期の行動特性に似た、危険を冒すような行動をさらにエスカレートさせやすいことを証明しつつある。また、現在の刑事司法制度の刑罰によって、彼らを思いとどまらせるのは難しい。では、わたしたちは社会としてこの情報をどう扱えばいいのか？　より多くのことがわかるにつれて、犯罪に走りやすい、こうした若者に的を絞った介入プログラムを展開できるだろうか？　あるいは、再犯率を下げるという目的で、囚人が行動を変え、自分の遺伝的特徴や認知の癖、生活環境を頭に置けるよう支援するのはどうだろう？

神経科学を学べば学ぶほど、犯罪を減らすという目的を達成するには、処罰を主な目的とする司法モデルを離れて、犯罪行為という問題を公衆衛生のように捉えたほうがいいように思えてくる。ちょうど、肥満が社会的に感染するように、たぶん犯罪もそうなのでは？　もしそうなら、刑務所制度は犯罪の蔓延を防ぐというより助長しやすいのかもしれない。

暴力行為を法的問題ではなく公衆衛生の問題として扱うやり方は、世界の一部の都市で始まっている。イギリスではスコットランド政府の支援のもとに、ストラスクライド警察がこの取り組みに乗り出した。２００５年、同警察の最高幹部はグラスゴーの暴力犯罪を減らすために、変わった方法を取ることにした。彼らは、疫学者のゲリー・スラトキンに注目した。スラトキンは、ソマリアの難民キャンプで結核やコレラの蔓延に対応した知見を、シカゴで多発する殺人事件に適用したのだ。彼は「信頼できる使者」と名づけた人たち――目標にした地域に住む、有罪判決を受けたが更生した人々――を募り、現場に出向いてもらい、社会的弱者の模範として行動してもらった。彼らは必要があれば介入し、依存症の治療の機会から就職面接会場への交通手段まで、あらゆる実用的な支援を提供した。

スラトキンがプロジェクトを立ち上げたどの地でも、殺人事件発生率は1年で少なくとも40％減少した。グラスゴーでは暴力抑止部隊（VRU：Violence Reduction Unit）ができ、暴力を処罰の対象ではなく治療の対象として扱おうとした。グラスゴーの殺人事件発生率は２００５年のＶＲＵ結成以来、60％減少している。この変化はＶＲＵのおかげだけとはいえないが、それでもこの数字は驚異的だ。どこかの時点で、プログラム参加者のゲノム検査や脳のトレーニング技術を補えば、このVRUの疫学的モデルと行動心理学から得る知見は完璧になるだろう。

慈悲の神経科学の出現

社会全体で広くこのような取り組みをするには、思いやりや好奇心のある、協調的で公平な態度が自分自身にも他者にも求められるだろう。こう言えるようでなければならない。「そうした態度が珍しくもなく、リベラル派や平和主義者の想像の産物でもないことは、科学がしっかり証明している。それは人々に広く浸透し、他の特性と同じく、抑圧されずに奨励されるものだ」。生活全般にわたって協力的で寛容な取り組みを追求する、わたしのよき助言者ローワン・ウィリアムズなら、きっと賛成するだろう。

もちろん、多くの科学は、言語のやりとりや文化的な産物が共同体の団結や行動変化を促すという、ローワンの意見に諸手を挙げて賛成している。むしろ、言語は個々の脳の処理能力における数多くの不具合の抜け道として発達した、とする理論もある。個人の現実を伝え、経験や思想を共有することで、世界を機能させ、集団レベルでの進歩を育む、信頼できるワーキングモデルが生まれるのだ。

著名な動物行動学者のリチャード・ドーキンスは1976年の革新的な著書『利己的な遺伝子』（紀伊國屋書店）で、「ミーム」と名づけた「文化的伝達の単位」について論じている。ミームは必ずしも言語に基づくものではないが、その率は高く、常に社会に広がっている。これを同世代の人々から次の世代へ受け継がれる、新たな行動と考えてみよう。重要なミームには、点火の技術から男女平等の概念にいたるまであらゆるものが含まれるだろう。両親から遺伝子を受け継ぐのと同じように、人は身の周りで目にするものを模倣することで、ミームを獲得するという。それらのミームは自己複製し、競合し、変化する。世代を越えて存続し、多くの人間に採用されるほど適応力があるならば、そのミームは上出来と見なされる。

「ミーム学」を批判する社会科学者や哲学者は以前からいる。彼らは、ミームは遺伝子と違ってコード化された明確なアイデンティティを持たないと指摘する。「ミームはもっと漠然としたものなので、その拡散は、遺伝子の追跡可能な進化よりも無秩序だ。遺伝子なら確実に特定できるDNA暗号や、変異や選択というはっきり観察できるメカニズムを持っているのに」というのだ。思想や文化的な慣行が社会全体に、また世代を越えて広がるのは間違いない。だが、ドイツ系アメリカ人の進化生物学者の故エルンスト・マイヤーはこう言った。「時空間を越えた思想の広がりを分析する際には、昔から社会地理学者や文化史学者が〝概念〟という言葉を使ってきたのに、〝ミーム〟という言葉を使う必要は本当にあるのか？」

何千年にも及ぶ確かな真実とは、概念（あるいはミーム、思想、行動）の拡散を促し、加速させる動きを、人間はあり余るほどつくり出してきたということだ。たとえば、夕方に町中を散歩しながら、あるいはキャンプファイアを囲んで物語を聞きながら、絵や楽器の練習をしながら、ナイトクラブやバーに立ち寄りながら、人は近隣住民と会話を交わす。**社交の集まりや芸術表現は個々の交流を促し、人は自分では直接経験しない出来事を想像する能力を開かせ、世の中に対する新たな視点を知る。**こうした「ミーム感染」の形に触れるごとに脳に劇的で持続可能な変化が増えることは、神経画像技術が証明している。そのような活動に参加すればするほど、脳内の結合は増えるのだ。

注目すべきは、新しい発想や個人の見解を伝える能力は人間だけのものではないことだ。他の種もコミュニティをつくり、行動の順応性を育む。１９４０年代に科学者らが発見したのは、ある猿が芋を食べる前に流水で洗うと他の猿もそれにならい、ほどなくして芋洗いは新たな社会規範となったという現象だ。また、市街に生息するカラスは木の実を横断歩道に落として、走ってくる車が殻を割るのを待つことを覚えた。殻が割れると、カラスは歩行者信号が変わり車が止まった隙に、木の実を回収するのだ。この行動はさまざまな都市で観察されている。

先の章で出会った、あの地味なミツバチとそのダンスの例もある（コカインでハイになったミツバチはそんなに地味ではなかったが）。あの８の字を描くダンスで、ミツバチはコロニーの他のメンバーらと連絡を取り合うのだ。誰も知らない花粉のありかへの方角や距離についての情報は、動きと身振りによって伝えられる。木や草でさえ、「菌根菌ネットワーク」というどこか妙な名で呼ばれる地下のネットワークに入り込むことで、互いに通じ合っている。わたしたちのインターネットと同じく、それには悪い面もある。ある種のランはそのシステムに侵入し、近くの木から栄養を盗むのだ。一方、クログルミはそのネットワークを通じて毒素を拡散させ、近隣の植物を妨害し、より多くの栄養と日光を得ようとする。

動物で、さらには植物でもコミュニケーションは普通のことで、あらゆる行動は集団の中で社会的に伝染する。とはいえ、究極のミームの製造元は人間だ。人間には非常に精巧な言語と、発想を伝える飛躍的な技術進歩という手段がある。特にソーシャルメディアやインターネットを使った一般の情報共有は、ミームを拡散する驚異的なメカニズムだ。先にフェイスブックのフィードのコンテンツを変えれば感情の状態が変わると述べたが、個人の主体性という感覚への影響とより広い社会的機能については、まだほとんどわからない。もし、人の気分が強力な圧力団体によって操作されうるなら、認知機能や意思決定、政治家の立候補者の選択までも、すべてが争奪の対象となるかもしれない。

だから、わたしは再びあの、「他の一連の生物学的知識と同じく、神経科学は価値中立的だ」という考えに戻る。神経科学はその応用によって、現実世界に影響する。政治的目的のために脳が遠隔操作されて、いつの間にかまともな人間でなくなるかもしれないという考えを恐れるなら、神経科学の手段を介して主体性という感覚を取り戻せるよう努めなくてはならない。意思疎通と協調は人間の特性を表している。そうした振る舞いをかつてなかったほどに定着させるために、科学技術はこの社会に存在しているのだ。

同様に、慈悲の心もやはり利己心のように生得的なものだ。だが、もちろん、慈悲の神経科学や協調の神経科学を必要とするような、集産主義的な価値観を支える思考をわたしたちは育てようとしなくてはならない。利他主義という神経生物学的基盤について、もっと知らなくてはならない。

「利他主義（altruism）」という言葉は、１８５０年代にフランスの哲学者のオーギュスト・コントが、個人は自己の利益よりも他者の要求を先に考える倫理的義務を持つ、という自分の説を展開する際につくり出した造語だ。だが、倫理学として知られる哲学の分野のほうが、コントの説よりずっと古くからあった。哲学や神学、のちには生物学の分野で議論はずっと続いている。コントの言うように、人間は「他者のために生きる」ことが本当にできるのか、それとも、親切にしようという気持ちさえ根底には利己心があるのではないかという議論だ。

デイヴィッド・ヒュームとジャン＝ジャック・ルソーは、人間は利己的ではないと主張したが、トマス・ホッブズは、人間には生来、行動のあらゆる面を促す「普遍的利己主義」があると断言した。たとえば、友人の引っ越しの手伝いを申し出る場合を想像してほしい。それは本当に利他的な行動なのか？　それとも、友人グループに自分の明らかな利他主義が認められ、信用が上がることを期待しての行動ではないか？　認知科学者が言うところの「将来計画」の取り組みとして、今、援助を申し出れば、将来、自分が困ったときに助けてもらえるとあてにしているのではないか？

リチャード・ドーキンスは人間の生来の利己心というミームを取り上げ、それを『利己的な遺伝子』の中でさらに精緻に考察している。「私たちは、遺伝子という名の利己的な分子をやみくもに保存するべくプログラムされたロボットの乗り物——生存機械なのだ」と彼は断言している。生得的で最重要である利己心についてのこの強力な視点は、同書の出版以来、広く論議の的になっている。ドーキンス自身は30周年記念版の新しいまえがきで、こう述べている。「『利己的な遺伝子』というタイトルは、その内容について不適切な印象を与えかねないことを、私は容易に理解できた」。彼は２００６年に、今となっては編集者の提案に従って、タイトルを『不滅（インモータル）の遺伝子』にしたほうがよかったかもしれないと述べている。

同書の反響は実に大きかったが、生来の性質としての利己心についての長きにわたる批評を経て、最近、今度はほぼ逆の行動についての研究がなされるようになってきた。それは「慈悲心」についてだ。たとえば、２００５年にダライ・ラマは、北米神経科学学会の年次総会に招待され、基調講演を行ったが、彼の教えの基本には、他者への思いやりは個々の自己愛と幸福の中心にあるという前提がある。その総会には、世界中から3万1000人を超える神経科学者が集まった。彼は次のように述べた。

「現代神経科学は、集中力と感情に関連する脳のメカニズムを深く理解することによって発展してきました」。「一方で、仏教の瞑想という伝統には、心を訓練する実践に関心をよせてきた長い歴史があり、集中力を磨き、感情を整えて、よりよく変容させていく実用的な手法を提供してきました。したがって、現代の神経科学者と仏教の瞑想修行者による会議は、特定の心の作用に不可欠とされてきた意図的な心の活動が脳回路に与える影響について研究する可能性に結びついていくかもしれません」〔訳注：ダライ・ラマ法王14世公式ウェブサイトより引用〕。

その3年後、「スタンフォード大学共感と利他精神研究教育センター」が設立され、慈悲心と利他的な行動を精密に科学的に研究することが明確な目標となった。

では、科学は利他主義と慈悲心についてわたしたちに何を告げるのか？　どの程度まで、生物学的基盤は関係するのか？　こうした行動に関与する特定の遺伝子や脳の領域は存在するのか？　生まれつき、利己心のない人や病的なほど自己中心的な人はいるのだろうか？　他者の感情に重きを置こうとする思いやりのある思考へと、集団全体を誘導するものは存在するのか？　こうした疑問は何百年もの間、さまざまな形で呈されてきたが、神経科学はこの15年ほどでようやく回答に貢献しようとしているところで、研究も始まったばかりだ。

とはいえ、あるおもしろい研究によれば、人の利己心は一連の範囲(スペクトラム)のどこかに位置しているという。スペクトラムの一方の端は「熱心に利他行動をする人」で、もう一方の端は臨床的に「サイコパス」と診断されうる人だ。グラフにすれば、この行動のスペクトラムはX軸だ。X軸の端は、容赦なく他者の権利を侵害し、極端な反社会的行動をするサイコパスだ。

不出来なサイコパスは当然ながら犯罪者だが、サイコパス的な特性は政治や医学、実業における成功者とも結びついてきた。大胆で押しの強い行動は統率力というスキルに役立つし、さらに、ストレスや不安に動じない姿勢は社会への積極性を生む。だからこそ、この特性は人類の何世代もの時を越えてまんまと生き延びてきたのだろう。5000組以上の双子を調査した遺伝学的研究によれば、精神病質(サイコパシー)の中心的な行動特性——冷淡で無感情という特性——の遺伝率は40~70%とされるが、遺伝率が高いからといって、特定の遺伝子と行動との間に単純な因果関係があるという意味ではない。これは、例によって心に留めておくべきことだ。

スペクトラムのもう一方の端は、明らかな恩恵もないのに他者の要求を自分の要求より常に優先させる、極端な利他主義だ。非常に利他的な人についての研究は、また違った脳の姿を示唆する。利他的な行動は共感——相手の身になった状態を想像でき、その感覚を共有できる能力——から始まる。共感能力はわたしたちの精神風土では非常に重んじられるが、これまで見てきたとおり、精神がまったく浄化されることなく他者の苦しみに繰り返しさらされることは、大変な個人的苦痛につながりかねない。そうなると、他人の苦しみを軽くする能力が発揮できなくなる。思うに、慈悲心とは共感の実用的な形だろう――単に相手の感情を慮るだけではない。何か実用的な支援がしたいという、強い思いでできている。慈悲心は利他行動につながりやすい。**窮地にある人を助ければ、感情移入によるつらい気持ちもやわらぐ。つまり、共感から利他行動という自然の結果に行き着く道筋が、共感を覚える人にも苦しんでいる人にも、最も有益ということだ。**利他行動には、人が意識しようとしまいと、利己心という要素が含まれているのかもしれない。

慈悲心や利他主義による行動がここまで複雑ということを考えると、遺伝子と神経回路が相互作用する広範なネットワークが、向社会的行動〔訳注：人のため、社会のために無私の心で行う行為〕の基盤の構築に関わると考えてもおかしくない。ドーパミンやオキシトシンの値を決め、利己的行動と無私無欲の行動それぞれに関連する遺伝子変異体が特定されている。さまざまな脳回路が関与しているが、その中にはおなじみの報酬経路や扁桃体（恐怖反応に関与する）、意思決定に関わる前頭前皮質がある。

グラフの話に戻ると、Y軸を利他主義からサイコパス的な利己主義までの人口の割合とすると、曲線は逆U字型になるという。どんな集団においても大多数はスペクトラムの広い中心部に集まるが、そのカーブの頂点は、社会的要因や文化的要因によって変動しうるようだ。つまり、人それぞれに慈悲心のレベルを上げられる可能性があるということだ。少なくとも理論上は、さらに大きな規模で全人口における利他主義の革命を起こせるかもしれない。**自分と他人のお互いの生来の特異性を受け入れ、個々の視点やそもそもの処理の不具合を重んじると同時に、おのおのの異なる現実について話し合うことに益がある**というのが、本書の中心テーマの1つだ。こうして、微妙に差異はあるが、一連の強固な信念にわたしたちは集団として近づいていくのだろう。その信念がわたしたちの要求を満たすのだ。

なぜ、今こそ慈悲心に根づいた思考態度が必要なのか

これまで、未来に何が起きるか心配せずにすんだ時代などなかっただろう。ペストの蔓延中や第一次世界大戦のさなかには、なかなか楽観的な見通しは持ち続けられなかっただろう。何年にも及ぶ冷戦中は、親の世代にとって悪夢のような核による全滅の脅威があった。第二次世界大戦終結以来の最大の難民危機を始め、わたしたちの生存を脅かす激しい気候変動にいたるまで、現在の世界には取り組むべきさまざまな課題がある。この世界は常に問題を抱えているものだと思えば動揺もやや収まるかもしれないが、わたしたちの未来には困難が待ち受けているのは確かだし、問題解決にはもっと個人や集団の行動が必要なのも、また真実だ。

神経科学は個人の自主性や自由意志の限界をどんどん明らかにしていると述べてきた上で、それではわたしたちはどうなるのかという疑問を投げかけたい。考察してきたように、人はおおむね、自分の自由意志は制限される、もしくは存在しないと思うと利己的な行動に走りがちだ。とはいえ、「人は生来、利己的だ」という意見は、「人類は生来、利他的だ」という妥当性のある主張にますます切り込まれつつある。これまで示したように、人間性についての大雑把な一般論は、個人差を無視しているし、行動の複雑な発生過程を誤って伝えている。個人的な成り行きは生来の要因と経験による要因という土台から形成されるが、集団としての成り行きもまたしかりだ。**信念体系は、集団の再評価による圧力で変化し、進化する。集団はその精神を変えるし、また変えられるのだ。**

生来の利己心とか自律的な個人の力とかいうかつての支配観念から離れて、何が人を駆り立て、成り行きを決めるのかという感覚をもう一度考える機会はある。かつての自由意志の信奉者集団が幻滅して虚無主義者や特定のイデオロギー信奉者になるのではないかと考えると、不安を覚える。だからこそ、生来の集合意識や、人間の利他行動や慈悲心の可能性を支持する、神経科学論の構築に価値があるとわたしは思う。この概念を自分たちの思考に組み込めば、集団としての行動の方向性を変えて地球規模の諸問題に取り組むことも、いや、もっと単純に、隣国の意見に耳を傾けることもできるかもしれない。

だが、いったいどうすればもっと寛容になり、慈悲心や利他心を高めるような方向転換を起こすることができるのか？　２０１７年、『Oxford Handbook of Compassion Science（オックスフォード版　慈悲の科学ハンドブック）』（未邦訳）という、この新興分野の研究を総括するすばらしい本が出版された。その主な結論の要点を抽出し、５つの具体的な助言としてみた。これを用いて慈悲の心と進んだコミュニケーションを組み合わせ、日常に活かしてもらえればうれしい。

1. 自分の感情を認識して、それを口に出せるようになろう

自分の感情を認識し、積極的に他者に伝えようとすることで、実際に感情認識の仕方に変化が現れる。たとえば、「わたしは怒っています」と静かに言うと、むき出しの怒りの感情に対する脳の反応を鈍らせ、より高い認知回路へと力を向け直すことができる。それは、怒りという精神的苦痛をやわらげるのに役立つ。少々、運がよければ、この感情表現を向けられた相手は、思いやりをもって対応してくれるだろう。だが、そうならなかったとしても、ただ感情を言語化するだけで、本人はコントロールを取り戻し、積極的に慈悲の心をもって行動する余地が脳に生まれる。

同様に、はっきりした言葉のサインがなくても、相手の身振りや表情、行動を観察することが感情を汲み取る訓練になることもある。そうしたスキルは友情を育み、ものの見方に思いやりの心を芽生えさせる。だから、友人と膝を交えて、変な顔をしたり感情的な表情を読み取ったりする練習をしてもいいかもしれない。少なくとも、楽しい夕べにはなるだろう。

2. 慈悲の瞑想を実践しよう

この瞑想には、なぜ自分自身を好きなのかを強調しながら内省する時間も含まれる。自分の欠点をよくわかっていながらも、自分自身に思いやり（慈悲）を与えるという考え方だ。その後、大切な人たちに思いを向け、彼らを思いやりと感謝で包む。最後に、日常の中であえて敵意を向けたくなるような、厄介な人たちのことを考える。訓練は必要となるが、目標はその人たちも慈愛と平安に満たされるようにと願うことだ。実践者の自己報告によれば、慈悲の瞑想はマインドフルネス〔訳注：自分の気持ちを〝今、この瞬間〟に意図的に向けて、現実をあるがままに知覚すること〕や幸福感、自己や他者への慈悲の感情を高め、不安を減少させたという。

不愉快でつらいかもしれない物事も、それほどたいしたことじゃないと捉える能力を高めることで、処理できるようになるかもしれない。慈悲の瞑想は「幸せの要素は何か」という視点も変え、快楽に関わるおなじみの報酬経路のシーソーゲーム（たまに不安が混じる時もある）に重きを置くのはやめて、もっと落ち着いた心で生きていけとわたしたちを促す。

3. 他者の慈悲心を認めよう

他人の利他的な行動を目にすると人間性について楽観的な気分が増すだけでなく、自分も他者を助けたいという気持ちが高まる。それは倫理観を向上させ、畏敬の念の対象となる強力な感情を育む。この感情が、闘争・逃走反応に関わる原始的な感情回路を制御する前頭前皮質の力を高めるため、人はより高度な意思決定を行うことができる。倫理観が向上すれば、オキシトシンの値は上がり、コルチゾールの値は下がり、神経可塑性は増し、予期せぬ体験も世の中への個人的理解に組み込まれる。全体として、倫理観の向上という前向きな感情は「恩を次に送る（ペイ・イット・フォワード）」という心理を強める。親切な行いに目を留める時間を取れば、社会全体に思いやりは広がっていくだろう。

4. 感謝の心を持とう

わたしたちはきわめて個人主義的な社会に生きているが、自給自足できるまでには進化していない。わたしたちの向社会的な脳は、相互依存から生じる恩恵とともに発達してきた。要するに、適切な支援関係が人類を生き長らえさせているのだ。他者への感謝を表すという単純な行動は、その支援への尊重を促す。わたしは毎晩、寝床に入る前に、その日1日の感謝したいことを3つ、心の中で挙げる。そうすると、しかるべき人に感謝することを思い出し、前向きな雰囲気で1日を終わらせることができる。そして、自分も親切な行いをして、この感情を他人にわかってもらおうという思考になれるのだ。

5. 慈悲の心を重視する親になろう

慈悲の心を高める姿勢での子育ては、子どもがのちの人生で積極的な支援のネットワークを築く助けになり、ひいては、はるかに世代を越えて利他心を広めることになる。子どもたちは保護者を観察することで、どんな感情が許容できるものか、感情をどうコントロールしたらいいかを学ぶ。ゆっくり深呼吸するなどのテクニックを用いて自分の感情に気づいて制御し、怒りを静めることは、自分にとっても子どもにとってもためになる。同じようなことだが、親が自己のケアを行う時間を取っていれば、長い目で見て子どものためにもなるという研究結果もある。ちゃんと食べて、運動の時間を取り、友人と会おう。趣味でリラックスしたり、瞑想を行ったりしよう。

人類は地理的境界線を越えて科学技術を発展させ、新たな発想に心を開くよう駆り立てられてきた、とわたしはつい考えたくなる。ますます相互に関係し合う世界は、かつてないほど簡単に思想や要求を伝達し合える、前例のない環境にわたしたちを立たせている。また、これまでにないほどの苦難が世界中で見られるようになった。プラスチックであふれた海や難民キャンプ、自然災害のその後など。いろいろな手段が発達し、そうした苦難を知る機会は増え、なぜ自分自身や他者を苦しめる人がいるのかについての理解も進んできた。

行動がどう発生するかの理解を深めていく中で、この情報を積極的に用いることができると思いたい。行動の神経科学は、人を操り、永久に不安を感じさせ続けるような強い力として使われることもありうる。そうなれば、必ず分断社会にいたるだろう。あるいは、不安や分断に立ち向かう選択もありうる。行動傾向の把握の進歩を賢く利用して、積極的に将来の教育や健康、刑事司法、通信のシステムを形づくる政策を、社会はどう生み出すかという情報が提供されるだろう。後者のパターンが選択されることを、わたしは望んでいる。

エピローグ

2018年の春のある日、わたしは運命やレジリエンス、自由意志について、ある神経科学者と話をしようと自転車でケンブリッジの公園内を走っていた。緑地はとりわけのどかで、わたしはサクラソウに目を奪われていた。そのとき、すぐそこで同僚のマイク・アンダーソン博士がやはり職場に向かおうと自転車を漕いでいるのに気づいた。マイクとは1年以上会っていなかったのでわたしは彼を呼び止め、近況を伝え合いながら並んで自転車を走らせた。マイクはとても忙しくしていたことがわかった。わたしは現在取り組んでいる内容について話そうとしたが、その前に彼は笑顔を向け、第一子が誕生したと語った。今、7カ月だという。

それはおめでとう、と言うと、マイクはこんな話をしてくれた。彼の妻は韓国出身で、先週末、2人は友人の子どもの満1歳の誕生日に招かれたそうだ。その子も彼らの子と同じく、韓国人とイギリス人の血を受け継いでいた。そういう背景ならではの話を、マイクは興奮気味に教えてくれた。韓国では、満1歳の誕生日は特別な大イベントで、パーティーの計画は何カ月も前から進められるという。そのお祝いの会の肝となるのが、古来の伝統色のある行事だ。子どもの目の前には、人生の行く末を暗示する複数の品物が載ったお盆が差し出される。子どもはそのどれかをつかむよう促され、両親と来客らは息を殺して選ばれる運命を見守るという。

マイクの話では、そのパーティーを主催した夫婦は、医学の道を意味する聴診器を子どもに取らせたがっていたらしい。で、子どもは何を選んだのか？「そりゃ、もちろん聴診器さ！」とマイクは笑顔で答えた。

「あなたなら、息子さんに何を取らせようとする？」とわたしは尋ねた。マイクはふっと笑った。「本だよ。学者を表すんだ。決まってるじゃないか！」

分かれ道に来たとき、今、何を手がけているのかと尋ねられた。この偶然の再会で、思いがけず運命という概念の不屈の力にまつわるたとえ話を聞いたわたしは、そこから何かをたどり寄せようとしていた。だが、うまく言葉にすることができなかったので、もごもごと曖昧な返事をして別れた。

マイクの話には心を惹かれた。品物の象徴の話には、気分をなごませるものがあった。誇り高く、だけど不安な両親と、聴診器を振り回している未来の医師（ドクター）。人は互いに自分たちのことや、人生がどうなるのか、それは自分で制御できるのかどうかということを話したがるものだ。運命なんて時代遅れだけれど、何度も話題に出るものだし、スピーチの定型でもある。そしてそれは、子どもの1歳の誕生日パーティーでは象徴的な品々とともにお盆の上に載っているのだ。

本書を手がけたことで、やはり運命とは意味深いものだと確信した。運命は、脳の広大なコネクトームのあらゆる分岐点に存在し、1つひとつのシナプスとして、何兆もの結合として発生し、畏敬の念を抱かせるほど驚異的な脳の力を刺激する。この現代版の運命の作用を知れば知るほど、それに逆らうのではなく、それとともに努力できる可能性は大きくなる。

神経科学が示唆するのは、「人は自分の人生をどれだけコントロールできるのか」という問いの答えは途方もなく複雑で微妙だということだ。だが基本的に、脳のことを学べば学ぶほど、運命はあらかじめ定められているという主張は強力になる。わたしたちはわかり始めている。どのように、この幅広く複雑な行動が植えつけられ、驚愕のメカニズムによって世代を越えて受け継がれ、ＤＮＡコードに書き込まれ、遺伝子の調整を通じて、精神を成す回路の構築を指示するのかを。制約のかかった生来の処理を通して、世界の捉え方や現実感は生物学的傾向を増幅し、生まれついた人生行路に人を確実に乗せる。その一方で、これもまた脳を特徴づける優れた可塑性や活力、柔軟性は、人の行動や、もしかすると人生行路までも変更できる余地をもたらす。だが、個々の傾向を打ち破るには、内省やコミュニケーション能力、他者への思いやりだけでなく、粘り強さも求められるのだ。

わたしたちが繁栄するには思考の順応性が必要だが、そのためには、どこで違いを目にしようとその違いに建設的に関わらねばならない。それが自分の運命を知る力になるとわたしは思いたい。その運命とは言い換えれば、自分の欠点や自分ならではのバイアス、性癖のような気がする。逆説的だが、そうした姿勢によって無意味な思考を巡らせることなく、わたしたちは生きていけるのだ。脳が可能にしてくれる思考と行動のすばらしさに感謝しながら。

謝辞

まず、脳に感謝を捧げたい——わたしたちそれぞれのきわめて個人的な世界をつくる、畏敬に値する存在に。

本書の執筆にあたっては、多くの方々に助けていただいた——専門分野での意見交換に惜しみなく時間を割いてくれた、本文で言及した研究者の方々、それにかつての指導教官のトレバー・ロビンス教授、オリガ・クリロヴァ博士、ジェレミー・スケッパー博士。メラニー・マンロー博士とピーター・メイコックス博士は、わたしがこの仕事を始めた頃からその知識と情熱で刺激を与えてくれた。この道を歩くうちに知り合った、数え切れないほどの神経科学研究仲間の脳への情熱は、みごとにわたしに伝染した。

心からの感謝を、すばらしい著作権代理人で、このプロジェクトを可能にしてくれたキャロライン・ミシェル、文学祭ヘイ・フェスティバルの発起人で執筆や読書の技能を称える驚くべき機会を提供しているピーター・フローレンス、前向きで信頼できる丹念な助言をくれたホダー社のロウィーナ・ウェッブとマディ・プライス、本書のニュアンスを最もうまく出すにはどうすればいいか長時間にわたって論を交わした、執筆指導者のヘレン・コイルに。あなた方からは多くを学んだ。そして、脳や人生について一緒に話し合うという口実を、もう使えないのが残念！

ロヒール・キーヴィット博士とアリ・エルコール博士、ニッキー・バックリーにも心からの感謝を。彼らは原稿を読み、洞察力あふれるコメントや助言をもたらしてくれた。また、多くの刺激的な意見や方向転換を示してくれた、ケンブリッジ大学のモードリン・カレッジにも謝意を表したい。最後に感謝したいのは、家族、とりわけ父母と、長年にわたって支えてくれている友人たちだ。多くの名前が浮かぶが、特に、わたしが安定して進めるよう導いてくれたマーク・ナッシュ船長には、陽気にありがとうと言いたい。

最後に、20年前にあの精神科病院で過ごしていた子どもたちに、心からの感謝を贈る。

ハナー・クリッチロウ

神経科学者。ケンブリッジ大学の研究員。若手の研究者として注目され、「Top 100 UK scientist」に選出される。テレビやラジオにも専門家として多数出演している。

八代嘉美（やしろ　よしみ）

東京大学大学院医学系研究科博士課程修了。医学博士。専門は幹細胞生物学、分子生物学、科学技術社会論（再生医療の社会受容・経済性、バイオアートやSFなどにおける生命科学の表象）。慶應義塾大学、京都大学等を経て、慶應義塾大学医学部生理学教室訪問教授、神奈川県立保健福祉大学イノベーション政策研究センター教授。著書に『増補 iPS細胞』（平凡社）、共著書に『死にたくないんですけど　iPS細胞は死を克服できるのか』（SBクリエイティブ）などがある。

藤井良江（ふじい　よしえ）

神戸女学院大学文学部卒業。訳書に『「うつ」は炎症で起きる』（草思社）、『変わり者でいこう あるアスペルガー者の冒険』（東京書籍）、『世界を変えるエリートは何をどう学んできたのか?』（日本実業出版社）、共訳書に『3.11震災は日本を変えたのか』（英治出版）などがある。

脳(のう)はどこまで自由意志(じゆういし)を許(ゆる)しているのか？

「運命(うんめい)」と「選択(せんたく)」の科学(かがく)

2021年3月1日　初版発行

著　者　ハナー・クリッチロウ
監訳者　八代嘉美
訳　者　藤井良江
発行者　杉本淳一

発行所　株式会社日本実業出版社　東京都新宿区市谷本村町3−29 〒162−0845
大阪市北区西天満6−8−1 〒530−0047

編集部 ☎03−3268−5651
営業部 ☎03−3268−5161　振　替　00170−1−25349
https://www.njg.co.jp/

印刷／理想社　　製本／共栄社

ISBN 978−4−534−05837−9　Printed in JAPAN

▶参考文献◀

本文で言及した順による。

第１章　自由意志か、運命か？

- Sapolsky, Robert M. (2017) *Behave: The biology of humans at our best and at our worst* Penguin Press.
- Kahneman, Daniel (2012) (reprint edition) *Thinking, Fast and Slow*, Penguin Press.『ファスト＆スロー あなたの意思はどのように決まるか?』ダニエル・カーネマン著、村井章子訳、早川書房、2014年
- Satel, Sally and Lilienfeld, Scott O. (2015) *Brainwashed: The Seductive Appeal of Mindless Neuroscience*, Basic Books.『その〈脳科学〉にご用心：脳画像で心はわかるのか』サリー・サテル、スコット・O・リリエンフェルド著、柴田裕之訳、紀伊國屋書店、2015年
- Royal Society (2011) *Brain Waves Module 1: Neuroscience, Society and Policy*, London.
  —— Brain Waves Module 2: Neuroscience: implications for education and lifelong learning, London.
  —— Brain Waves Module 3: Neuroscience, conflict and security, London.
  —— Brain Waves Module 4: Neuroscience and the law, London.
- Hilker, R. *et al*. (2017) 'Heritability of Schizophrenia and Schizophrenia Spectrum Based on the Nationwide Danish Twin Register', *Biological Psychiatry*, 83(6): 492-8

第 2 章　成長する脳

- Sterne, Laurence (1996) (new edition) *Tristram Shandy*, Wordsworth Editions.『トリストラム・シャンディ』ロレンス・スターン著、朱牟田夏雄訳、岩波書店、1969年
- Saint-Georges, C. *et al*. (2013) 'Motherese in Interaction: At the Cross-Road of Emotion and Cognition? (A Systematic Review)', *PLoS One*; 8(10):e78103.
- Critchlow, Hannah (2018) *Consciousness: A LadyBird Expert Book*, Michael Joseph, Penguin.
- Leong, V. *et al*. (2017) 'Speaker gaze increases information coupling between infant and adult brains.', *PNAS*, 114(50):13290-5.
- Mischel, W. *et al*. (1989) 'Delay of gratification in children.', *Science*, 244:933-8.
- Mischel, W. *et al*. (1972) 'Cognitive and attentional mechanisms in delay of gratification', *Journal of Personality and Social Psychology*, 21(2):204-218.
- Watts, T.W. *et al*. (2018) 'Revisiting the Marshmallow Test: A Conceptual Replication Investigating Links Between Early Delay of Gratification and Later Outcomes.', *Psychol Sci.*, 29(7):1159-77.
- Caspi, A. *et al*. (2005) 'Personality Development: Stability and Change.', *Annu. Rev. Psychol.*, 56:453-84.
- Blakemore, S. J. (2018) *Inventing Ourselves: The Secret Life of the Teenage Brain*, Doubleday, an imprint of Transworld Publishers, Penguin Random House.
- Wenger, E. *et al*. (2017) 'Expansion and Renormalization of Human Brain Structure During Skill Acquisition.', *Trends in Cognitive Neuroscience*

(Opinion), 21, 12:930-9.

- El-Boustani, S. *et al.* (2018) 'Locally coordinated synaptic plasticity of visual cortex neurons in vivo.', *Science*, 360,6395:1349-54.
- Matthews, F. E. *et al.* (2016) 'A two-decade dementia incidence comparison from the Cognitive Function and Ageing Studies I and II.', *Nature Communications*, 7:11398.
- Gerstorf, D. *et al.* (2015) 'Secular changes in late-life cognition and well-being: Towards a long bright future with a short brisk ending?', *Psychol Aging.*, 30(2):301-10.
- Kempermann, G. *et al.* (1997) 'More hippocampal neurons in adult mice living in an enriched environment.', *Nature*, 386(6624):493-5.
- Talan, J. (2018) 'Neurogenesis: Study Sparks Controversy Over Whether Humans Continue to Make New Neurons Throughout Life.', *Neurology Today*, 18,7:62-6.
- de Dieuleveult, A.L. *et al.* (2017) 'Effects of Aging in Multisensory Integration: A Systematic Review.', *Front. Aging Neurosci.*, 9:80.
- Fuhrmann, D. *et al.* (2018) 'Interactions between mental health and memory during ageing.', Cambridge Neuroscience Seminar poster prize.
- Henson, R. N. A. *et al.* (2016) 'Multiple determinants of ageing memories.', *Scientific Reports*, 6:32527.

第 3 章　空腹な脳

- Livet, J. *et al.* (2007) 'Transgenic strategies for combinatorial expression of fluorescent proteins in the nervous system.', *Nature*, 450 (7166):56-62.

- Cording, A. C. (2017) 'Targeted kinase inhibition relieves slowness and tremor in a Drosophila model of LRRK2 Parkinson' s disease.' , *NPJ Parkinson' s Disease*, 3:34.

- Robbins, T., Everitt, B., Nutt, D. (eds.), (2010) *The Neurobiology of Addiction* (Philosophical Transactions of the Royal Society of London. Series B, Biological Sciences), OUP, Oxford.

- Gulati, P. *et al.* (2013) 'Role for the obesity-related FTO gene in the cellular sensing of amino acids.' , *Proc Natl Acad Sci USA.*, 110(7):2557-62.

- Gulati, P. *et al.* (2013) 'The biology of FTO: from nucleic acid demethylase to amino acid sensor.' *Diabetologia*, 56(10):2113-21.

- Loos, R.J. *et al.* (2014) 'The bigger picture of FTO: the first GWAS-identified obesity gene.' , *Nat Rev Endocrinol.*, 10(1):51-61.

- Hetherington, M.M. (2017) 'Understanding infant eating behaviour: Lessons learned from observation.' , *Physiology & Behavior*, 176:117-24.
  ——(2016), 'Nutrition in the early years - laying the foundations of healthy eating.' , *Nutrition Bulletin* (editorial), 41:310-13.

- Chambers L. *et al.* (2016) 'Reaching consensus on a "vegetables first" approach to complementary feeding.' , *British Nutrition Bulletin*, 41:270-6.

- Nekitsing C. *et al.* (2018) 'Developing healthy food preferences in preschool children through taste exposure, sensory learning and nutrition education.' , *Current Obesity Reports*, 7:60-7.

- Kleinman, R.E. *et al.* (2017) 'The Role of Innate Sweet Taste Perception in Supporting a Nutrient-dense Diet for Toddlers, 12 to 24 Months: Roundtable proceedings.' , *Nutrition Today*, 52:S14-24.

- Hetherington, M.M. *et al.* (2015) 'A step-by-step introduction to vegetables at the beginning of complementary feeding: the effects of

early and repeated exposure.' , *Appetite*, 84:280–90.
Eat Right Now: https://goeatrightnow.com

- Schulz, L. C. (2010) 'The Dutch Hunger Winter and the developmental origins of health and disease.' , *PNAS*, 107 (39):16757–8.

- Tobi, E. W. *et al*. (2014) 'DNA methylation signatures link prenatal famine exposure to growth and metabolism.' , *Nature Communications*, 5:5592.

- Dias, B.G. *et al*. (2014) 'Parental olfactory experience influences behavior and neural structure in subsequent generations' , *Nature Neuroscience*, 17(1):89–96.

- Keifer, Jr, O.P. *et al*. (2015) 'Voxel-based morphometry predicts shifts in dendritic spine density and morphology with auditory fear conditioning.' , *Nature Communications*, 6:7582.

- Boyden, E. S. *et al*. (2005) 'Millisecond-timescale, genetically targeted optical control of neural activity.' , *Nat. Neurosci.* 8 (9):1263–8.

- Deisseroth, K. *et al*. (2006) 'Next-Generation Optical Technologies for Illuminating Genetically Targeted Brain Circuits' , *Journal of Neuroscience*, 26 (41):10380–6.

- Karnani, M.M. *et al*. (2011) 'Activation of central orexin/hypocretin neurons by dietary amino acids' , *Neuron*, 72 (4):616–29.

- Benabid, A. L. (2003) 'Deep brain stimulation for Parkinson' s disease.' , *Current Opinion in Neurobiology*, 13, 6:696–706.

- Hollands G.J. *et al*. (2016) 'The impact of communicating genetic risks of disease on risk-reducing health behaviour: systematic review with meta-analysis.' , *BMJ*; 352:i1102.

- Marteau, T.M. (2018) 'Changing minds about changing behaviour.' , *Lancet*, 391:116–17.

第 4 章　いつくしむ脳

- Miller, G. *et al.* (2007) 'Ovulatory cycle effects on tip earnings by lap dancers: economic evidence for human estrus?', *Evolution & Human Behavior*, 28, 6:375-81. https://doi.org/10.1016/j.evolhumbehav.2007.06.002
- Wedekind, C. *et al.* (1995) 'MHC-dependent mate preferences in humans.', *Proc Biol Sci.*, 260 (1359):245-9.
- Ober, C. *et al.* (2017) 'Immune development and environment: lessons from Amish and Hutterite children.', *Curr Opin Immunol.*, 48:51-60.
- Kohl, J. *et al.* (2013) 'A Bidirectional Circuit Switch Reroutes Pheromone Signals in Male and Female Brains.', *Cell*, 155-7:1610-23.
- Grosjean, Y. *et al.* (2011) 'An olfactory receptor for food-derived odours promotes male courtship in Drosophila.', *Nature*, 478:236-40.
- Cachero, S. *et al.* (2010) 'Sexual dimorphism in the fly brain.', *Current Biology*, 20(18) 1589-1601.
- Bogaert, A. F. *et al.* (2017) 'Male homosexuality and maternal immune responsivity to the Y-linked protein NLGN4Y.', *PNAS*, 115(2):302-6.
- Yule, M.A. (2014) 'Biological markers of asexuality: Handedness, birth order, and finger length ratios in self-identified asexual men and women.', *Arch Sex Behav.*, 43(2):299-310.
- Kohl, J. *et al* (2018) 'Neural control of parental behaviors.', *Curr Opin Neurobiol.*, 49:116-22.
- Kohl, J. *et al.* (2018) 'Functional circuit architecture underlying parental behaviour.', *Nature*, 556(7701):326-31.
- Kohl, J. (2017) 'The neurobiology of parenting: A neural circuit

perspective.', *Bioessays*, 39(1):1-11.

- Fine, Cordelia (2011) *Delusions of Gender: The Real Science Behind Sex Differences*, Icon Books.
  ——(2018) *Testosterone Rex: Unmaking the Myths of Our Gendered Minds*, Icon Books.

- Dunbar, Robin (2012) *The Science of Love*, John Wiley & Sons, Faber.

- Holt-Lunstad, J. *et al.* (2010) 'Social Relationships and Mortality Risk: A Meta-analytic Review.', *PLoS Med.*, 7(7):e1000316.

- Dunbar, R.I.M. (2018) 'The Anatomy of Friendship.', *Trends Cogn Sci.*, 22(1):32-51.

- Pearce, E. *et al.* (2017) 'Variation in the ß-endorphin, oxytocin, and dopamine receptor genes is associated with different dimensions of human sociality.', *Proc Natl Acad Sci USA*, 114(20):5300-5.

- Dahmardeh, M. *et al.* (2017) 'What Shall We Talk about in Farsi?: Content of Everyday Conversations in Iran.', *Hum Nat.*, 28(4):423-33.

- Dunbar, R.I.M. (2018) 'The Anatomy of Friendship.', *Trends Cogn Sci.* 22(1):32-51.

- Eisenberger, N.I. *et al.* (2006) 'An experimental study of shared sensitivity to physical pain and social rejection.', *Pain*, 126:132-8.

- Eisenberger, N.I. *et al.* (2004) 'Why rejection hurts: A common neural alarm system for physical and social pain.', *Trends in Cognitive Sciences*, 8:294-300.

- Eisenberger, N.I. *et al.* (2003) 'Does rejection hurt? An fMRI study of social exclusion.', *Science*, 302:290-2.

- Shpigler, H.Y. *et al.* (2017) 'Deep evolutionary conservation of autism-related genes.', *Proc Natl Acad Sci USA*, 114(36):9653-8.

- Robinson, G.E. *et al.* (2017) 'Epigenetics and the evolution of instincts.',

Science. 356(6333):26-7.

- Feldman, R. (2017) 'The Neurobiology of Human Attachments.', *Trends Cogn Sci.*, 21(2):80-99.
- Barron, A.B. *et al*. (2007) 'Octopamine modulates honey bee dance behavior.' *Proceedings of the National Academy of Sciences*, 104:1703-7.
- Barron, A.B. *et al*. (2008) 'Effects of cocaine on honeybee dance behaviour.' *Journal of Experimental Biology*, 212:163-8.
- Shpigler, H.Y. *et al*. (2017) 'Deep evolutionary conservation of autism-related genes.', *Proceedings of the National Academy of Sciences*, 114 (36):9653-8.
- Robinson, G. E. *et al*. (2005) 'Sociogenomics: Social life in molecular terms.', *Nature Reviews Genetics*, 6:257-70.
- Young, R. L. *et al*. (2019) 'Conserved transcriptomic profiles underpin monogamy across vertebrates', *PNAS* 116 (4): 133-6.

第 5 章　認識する脳

- Critchlow, Hannah (2018) *Consciousness: A LadyBird Expert Book*, Michael Joseph, Penguin.
- Gegenfurtner, K.R. *et al*. (2015) 'The many colours of "the dress"', *Curr Biol.*, 25(13):R543-4.
- Wallisch, P. (2017) 'Illumination assumptions account for individual differences in the perceptual interpretation of a profoundly ambiguous stimulus in the color domain: "The dress"', *Journal of Vision*. 17 (4):5.
- Gregory R. L. (1997) From: *Phil. Trans. R. Soc. Lond. B* 352:1121-8, with

the kind permission of the editor.

- Gregory, Richard (1970) *The Intelligent Eye*, Weidenfeld and Nicolson.『インテリジェント・アイ』グレゴリー著、金子隆芳訳、みすず書房、1972年

- Króliczak G. *et al.* (2006) 'Dissociation of perception and action unmasked by the hollow-face illusion'. *Brain Res.* 1080 (1):9-16.

- Dima, D. *et al.* (2009) 'Understanding why patients with schizophrenia do not perceive the hollow-mask illusion using dynamic causal modelling.', *NeuroImage*, 46(4):1180-6.

- Frith, C. D. (2015) *The Cognitive Neuropsychology of Schizophrenia (Classic Edition)*, Psychology Press & Routledge Classic Editions.『分裂病の認知神経心理学』クリストファー D・フリス著、伊藤光宏、丹羽真一、菅野正浩訳、医学書院、1995年

- Frith, C. D. *et al.* (2018) 'Volition and the Brain – Revisiting a Classic Experimental Study', *Science & Society Series: Seminal Neuroscience Papers 1978–2017*, 41, 7:405-7.

- Lennox, B.R. (2017) 'Prevalence and clinical characteristics of serum neuronal cell surface antibodies in first-episode psychosis: a case-control study.', *Lancet Psychiatry*, 4(1):42-8.

- Zandi, M.S. *et al.* (2014) 'Immunotherapy for patients with acute psychosis and serum N-Methyl D-Aspartate receptor (NMDAR) antibodies: a description of a treated case series.', *Schizophr Res.*, 160(1-3):193-5.

- Carhart-Harris R.L. *et al.* (2016) 'Neural correlates of the LSD experience revealed by multimodal neuroimaging.', *Proc Natl Acad Sci USA.*, 113(17):4853-8.

- Bahrami, B. *et al.* (2010) 'Optimally interacting minds.', *Science*, 329(5995):1081-5.

● Frith, C.D. *et al*. (2007) 'Social cognition in humans.', *Curr Biol.*, 17(16):R724-32.

● Hofer, S.B. *et al*. (2010) 'Dendritic spines: the stuff that memories are made of?' *Curr Biol*. 20(4):R157-9.

● Fine, Cordelia (2011) *Delusions of Gender: The Real Science Behind Sex Differences*, Icon Books.
——(2018) *Testosterone Rex: Unmaking the Myths of Our Gendered Minds*, Icon Books.

第 6 章　信じる脳

● Shermer, Michael (2011) *The Believing Brain: From Ghosts and Gods to Politics and Conspiracies - How We Construct Beliefs and Reinforce Them as Truths*, Times Books.

● Critchlow, Hannah (2018) *Consciousness: A LadyBird Expert Book*, Michael Joseph, Penguin.
http://fcmconference.org/img/CambridgeDeclarationOnConsciousness.pdf

● MacKay, Donald M. (1991) *Behind the Eye*, Basil Blackwell.『ビハインド・アイ 脳の情報処理から何を学ぶか』D.M. マッケイ著、金子隆芳訳、新曜社、1993年

● Beauregard, M. *et al*. (2006) 'Neural correlates of a mystical experience in Carmelite nuns.', *Neurosci Lett.*, 405(3):186-90.

● Smith, T.B. *et al*. (2003) 'Religiousness and depression: evidence for a main effect and the moderating influence of stressful life events.', *Psychol Bull.*, 129(4):614-36.

● Jack, A. I. *et al*. (2016) 'Why Do You Believe in God? Relationships

between Religious Belief, Analytic Thinking, Mentalizing and Moral Concern.' , *PLoS One*, 11(3):e0149989.

- Jeeves, Malcolm and Brown, Warren S. (2009) *Neuroscience, Psychology and Religion: Illusions, Delusions, and Realities about Human Nature*, Templeton Press.『脳科学とスピリチュアリティ』マルコム・ジーブス、ウォレン・S・ブラウン著、杉岡良彦訳、医学書院、2011年

- Schreiber, D. *et al*. (2013) 'Red brain, blue brain: evaluative processes differ in Democrats and Republicans.' *PLoS One*, 8(2):e52970.

- Kramer, Adam D.I. *et al*. (2014) 'Experimental evidence of massive-scale emotional contagion through social networks.' *PNAS*, 111 (24) 8788-90.

- Kaplan, J.T. *et al*. (2016) 'Neural correlates of maintaining one' s political beliefs in the face of counterevidence.' , *Scientific Reports*, 6:39589.

- Harris, S. *et al*. (2009) 'The neural correlates of religious and non - religious belief.' , *PLoS One*, 4(10):e7272.

- Patoine, B. (2009) 'Desperately Seeking Sensation: Fear, Reward, and the Human Need for Novelty: Neuroscience Begins to Shine Light on the Neural Basis of Sensation-Seeking.' , Briefing Paper, The Dana Foundation.

- Costa, V.D. *et al*. (2014) 'Dopamine modulates novelty seeking behavior during decision making.' , *Behav. Neurosci.*, 128(5):556-66.

- Molas, S. *et al*. (2017) 'A circuit-based mechanism underlying familiarity signaling and the preference for novelty.' , *Nat.Neurosci.*, 20(9):1260-8.

- Tang, Y.Y. *et al*. (2015) 'The neuroscience of mindfulness meditation.' , *Nature Reviews Neuroscience*, 16(4):213-25.

- Galante, J. *et al*. 'Effectiveness of providing university students with a mindfulness-based intervention to increase resilience to stress: a pragmatic randomised controlled trial.' *Lancet Public Health*, 2:PE72-E81.

- Shors, T. J. *et al*. (2014) 'Mental and Physical (MAP) Training: A Neurogenesis-Inspired Intervention that Enhances Health in Humans.', *Neurobiol. Learn Mem.*, 115:3-9.
- Libet, B. *et al*. (1983) 'Time of Conscious Intention to Act in Relation to Onset of Cerebral Activity (Readiness-Potential)'., *Brain*, 106(3):623-42.
- Williams, Rowan (2018) *Being Human: Bodies, Minds, Persons*, SPCK Publishing.

第 7 章　予測できる脳

- Nakamura, A. *et al*. (2018) 'High performance plasma amyloid-ß biomarkers for Alzheimer's disease.', *Nature*, 554:249-54.「アルツハイマー病の早期診断に資するバイオマーカーの探索に関する研究」中村昭範
https://www.genomicsengland.co.uk/the-100000-genomes-project/
- Day, F. R. *et al*. (2016) 'Physical and neurobehavioral determinants of reproductive onset and success.', *Nature Genetics*, 48:617-23.
https://www.bbc.co.uk/news/magazine-37500189
http://nuffieldbioethics.org/project/genome-editing-human-reproduction
http://nuffieldbioethics.org/project/non-invasive-prenatal-testing
- Feder, A. *et al*. (2009) 'Psychobiology and molecular genetics of resilience.', *Nat Rev Neurosci.*, 10(6):446-57.
- Baker, K. *et al*. (2014) 'Chromosomal microarray analysis - a routine clinical genetic test for patients with schizophrenia.', *Lancet Psychiatry*, 1(5):329-31.
- Deary, I.J. (2012) 'Intelligence.', *Annual Review of Psychology*; 63(1):453- 82.

- Plomin R. *et al.* (2014) 'Genetics and intelligence differences: five special findings.' , *Molecular Psychiatry*; 20:98.

- Hill, W. *et al.* (2018) 'A combined analysis of genetically correlated traits identifies 187 loci and a role for neurogenesis and myelination in intelligence.' , *Molecular Psychiatry*: 1.

- Hill, W.D. *et al.* (2018) 'Genomic analysis of family data reveals additional genetic effects on intelligence and personality.' , *Molecular Psychiatry*.

- Hill, W.D. *et al.* (2016) 'Molecular genetic contributions to social deprivation and household income in UK Biobank.' , *Current Biology*, 26(22):3083–9.

- Hill, W.D. *et al.* (2019) 'What genome-wide association studies reveal about the association between intelligence and mental health.' , *Current Opinion in Psychology*; 27:25–30.

- Deary, I.J. *et al.* (2018) 'What genome-wide association studies reveal about the association between intelligence and physical health, illness, and mortality.' , *Current Opinion in Psychology*, 27:6–12.

- Ritchie, S. (2015) *Intelligence: All that matters*, Hodder & Stoughton.

- Spearman, C. (1904) '"General Intelligence" objectively determined and measured.' , *Am J Psychol.*,15:201–92.

- Calvin, C.M. *et al.* (2017) 'Childhood intelligence in relation to major causes of death in 68 year follow-up: prospective population study.' , *BMJ*, 357:j2708.

- Ioannidis, K. *et al.* (2018) 'The complex neurobiology of resilient functioning after child maltreatment.' https://doi.org/10.31219/osf.io/3vfqb

- Askelund, A. D. *et al.* (2018) 'Positive memory specificity reduces adolescent vulnerability to depression.' , doi: https://doi.

org/10.1101/329409

- Fritz, J. F. *et al*. (2018) 'A systematic review of the social, emotional, cognitive and behavioural factors that benefit mental health in young people with a history of childhood adversity.' , Shared last authorship. Preprint, *Frontiers in Psychiatry*, special issue on Resilience.
- Plomin, Robert (2018) *Blueprint: How DNA Makes Us Who We Are*, Allen Lane, Penguin Random House, London.
- Mitchell, Kevin J. (2018) *Innate: How the Wiring of Our Brains Shapes Who We Are*, Princeton University Press, New Jersey.

第 8 章　協力する脳

- Cabinet Office and Behavioural Insights Team (2012) *Test, Learn, Adapt: Developing Public Policy with Randomised Controlled Trials*, London.
- Datar, A. *et al*.(2018) 'Association of Exposure to Communities with Higher Ratios of Obesity with Increased Body Mass Index and Risk of Overweight and Obesity Among Parents and Children.' , *JAMA Pediatrics*. https://www.telegraph.co.uk/politics/2018/06/01/supermarket-guilt-lanes-two-for-one-junk-food-offers-will-banned/
- Kelly Brownell, professor of psychology and neuroscience and dean of the Sanford School of Public Policy at Duke University in the USA. *Cambridge Public Policy SRI (2017) The Educated Brain Policy Brief: Late Childhood and Adolescence*, Cambridge.
- Blakemore, S. J. (2018) *Inventing Ourselves: The Secret Life of the Teenage Brain*, Doubleday, an imprint of Transworld Publishers, Penguin Random House, London.
- Maguire, E.A. *et al*. (2006) 'London taxi drivers and bus drivers: a

structural MRI and neuropsychological analysis.' , *Hippocampus*, 16(12):1091-1101.

- Royal Society (2011) *Brain Waves Module 1: Neuroscience, Society and Policy*, London.
  ——*Brain Waves Module 2: Neuroscience: implications for education and lifelong learning*, London.
  ——*Brain Waves Module 3: Neuroscience, conflict and security*, London.
  ——*Brain Waves Module 4: Neuroscience and the law*, London.

- Sapolsky, Robert M. (2017) *Behave: The biology of humans at our best and at our worst*, Penguin Press.
  https://www.theguardian.com/news/2018/jul/24/violent-crime-cured-rather-than-punished-scottish-violence-reduction-unit

- Godar, Sean C. *et al*. (2016) 'The role of monoamine oxidase A in aggression: current translational developments and future challenges.' , *Prog Neuropsychopharmacol Biol Psychiatry*, 69:90–100.

- Dawkins, Richard (2016) *The Selfish Gene* (4th edition), OUP.『利己的な遺伝子 40周年記念版』リチャード・ドーキンス著、日髙敏隆、岸由二、羽田節子、垂水雄二訳、紀伊國屋書店、2018年

- Mayr, E. (1997) 'The objects of selection.' *PNAS*, 94(6):2091–4.

- Critchlow, Hannah (2018) *Consciousness: A LadyBird Expert Book*, Michael Joseph, Penguin.

- Rhodes, Christopher J. (2017) 'The whispering world of plants: "The Wood Wide Web".' , *Science Progress*, 100, 3:331–7(7).

- Sonne, J.W.H. *et al*. (2018) 'Psychopathy to Altruism: Neurobiology of the Selfish-Selfless Spectrum.' , *Front Psychol.*, 9:575.

- Kosinski, M. *et al*. (2013) 'Private traits and attributes are predictable from digital records of human behaviour.' , *PNAS*, 110(15):5802–5.

- Kramer, A. d. I. *et al*. (2014) 'Experimental evidence of massive-scale

emotional contagion through social networks.' , *PNAS*, 111 (24):8788-90.

- Bartal, I. Ben-Ami *et al*. (2011) 'Empathy and pro-social behavior in rats.' *Science*, 334:1427-30.

- Seppälä, Emma M. *et al*. (2017) *The Oxford Handbook of Compassion Science*, OUP USA.